合格を勝ち取る睡眠法

好妈妈跟我学
全球教子智慧

日本妈妈的科学睡眠法

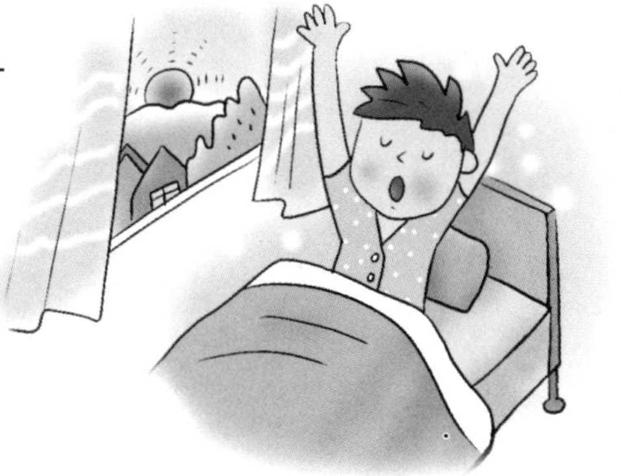

[日] 远藤拓郎◎著
张宁◎译

中国经济出版社
CHINA ECONOMIC PUBLISHING HOUSE
·北京·

“好妈妈跟我学·全球教子智慧系列”读者热评

正在踌躇要不要生老二，先学习一下吧。书中的很多观念都很好，让我增强了很多的信心！

——京东读者“jdxiaoyezg”《日本妈妈的两个孩子养育课》★★★★★评价

书里讲了很多两个孩子的家庭在孩子成长中会遇到的各种问题，让我这个即将成为俩宝妈的人对未来有了一些清晰的认识，在心理上做好了准备。

——京东读者“jd138116odw”《日本妈妈的两个孩子养育课》★★★★★评价

书很好，孩子很喜欢，后悔买晚了。

——京东读者“杨836”《日本妈妈的学霸小孩养成课》★★★★★评价

这是我读过的最有用的育儿书，推荐有娃的家庭，读的轻松，方法易上手，有作用。

——京东读者“36z”《日本妈妈的正能量亲密教养课》★★★★★评价

很喜欢日本书的风格，看着心情就能平静很多，内容不错，强烈推荐给大家。

——京东读者“xiaoxiasun6150”《日本妈妈的温柔批评课》★★★★★评价

日本教育理念的确有独到之处，有家长的帮助、好的学习方法、形成好的学习习惯，就一定能取得好的成绩，不是孩子聪不聪明的问题，而是有没有掌握好的学习方法，这本书推荐给其他家长，书里的方法很细致实用，可以教给孩子。它山之石可以攻玉，值得一读！

——当当读者“那样儿”《日本妈妈的学霸小孩养成课》★★★★★评价

买了一套，感觉很实用，有很多平时生活上的小例子，写得蛮好的，刚看了一本，挺受用的。

——当当匿名读者《日本妈妈的超级收纳课》★★★★★评价

日本人太细致，考试前怎么睡觉也专门出书讲解，话说作者还是研究睡眠医学的世家，专业背景很强。安排孩子考前的作息时间值得参考一下这本书！

——当当读者“阿嚏阿嚏”《日本妈妈的科学睡眠法》★★★★★评价

译者序

写这篇翻译后记时，已经是完成本书翻译后的又一个春天，我的宝宝也马上一周岁了，听着早教机里的儿歌已经开始手舞足蹈了，“是谁在说话，叮咚，叮咚。时间在说话，叮咚，叮叮咚。时钟啊提醒我，时间不停在溜走。时钟啊我知道，时间走了不回头……”。

听到这首儿歌我就会想到《睡眠法》这本书的一节，标题是——重视“睡眠”就是珍惜“时间”。虽然本书重点为各个阶段的学生以及社会人精心准备了不同的睡眠方案，但正如这一节中道出的真谛："考试取得好成绩当然是一件非常重要的事。但养成珍惜"时间"的习惯会给人生带来更大的意义"。有考试计划的人绝对可以参考这本书的睡眠方案，没有考试计划的读者也可以从书中有所借鉴。比如"有起床困难症的人要多沐浴阳光"，起床困难或情绪不高的时候，就可以到户外去晒晒太阳，呼吸一下新鲜空气。你或许没有想到"周末睡懒觉是在浪费时间"，睡懒觉的效果远不如正常起床+下午补觉。在阳光不足的季节，更要找到提振精神的有效手段来保证效率。无论时间多么紧张，也还是要保证最低限度的睡眠时间。

时间是有限的，如何更好地安排、合理地利用，只有多加留心才能多有收益。睡觉也能成为一门艺术。最后要感谢协助翻译的黄桥、黄成皎、滕玉英、甘丽娜、任喆、孟小晶。译文舛误难免，概由译者负责，敬希批评指正。

张　宁

2015 年 10 月于北京

作者序

可能很多人都因为不知道备考时睡多长时间比较合适而烦恼。当然，最好的办法就是确保平时的理想睡眠时间。但是，准备考试的话，可能很难做到这一点。大多数人所面临的情况是：要做的事情太多了，时间根本不够用，睡眠时间也被压缩得所剩无几。

于是，本书就总结了各种备考睡眠法。

虽说是考试，但也有很多种，比如初中、高中、大学入学考试，以及各类资格考试等。小学生、初中生、高中生和补习生，还有上班族，他们需要的睡眠时间都不一样，本书也都有针对性地进行了专门介绍。阅读时，和现在的你没关系的内容可以直接跳过去。

但有一点我要事先说明，就是书中给出的都是“最低限度”的睡眠时间，并不是理想的睡眠时间。请大家不要弄错。也就是说，大家要以书中的标准为界限，睡眠时间多于或等于这个标准时间还可以，少于这个标准时间是不可以的。因为睡眠少于这个标准时间会导致效率降低，消极的作用会变大，请大家一定要注意。

对准备考试的人来说，最重要的就是顺利通过考试，所以必须挤出学习的时间。但是，如果睡眠时间太少了，反而会搞坏了身体，那就是舍本逐末了。

大家要在保证一定的睡眠时间的前提下，保持自己的健康状态，再争取通过考试。

最低限度的睡眠时间

- **中学入学考试（小学6年级学生）**

  平日6个小时+周六、日7.5~9个小时
- **高中入学考试（初中3年级学生）**

  平日6个小时+周六、日7.5个小时
- **大学入学考试（高中3年级学生、补习班学生）**

  平日4.5个小时+周六、日6~7.5个小时
- **成人资格考试**

  平日4.5个小时+周六、日6~7.5个小时

考试一般都要准备一年，是长期的战斗。不仅每天的安排会影响考试成绩，这一年如何安排更是决定了考试能否通过。而且我认为了解季节因素和人的学习动力的关系也会有助于提高成绩，所以本书的内容还涉及季节和心情的关系。

毫无疑问，考试是从秋天开始决胜负的。请大家一定要善于利用不同季节的特点来取得好成绩。

目录

第一章　考生睡多长时间合适

第二章　高质量的睡眠有助于提高学习效率

第三章　充分利用季节优势，让学习效率更上一层楼

第四章　为你量身打造的最强“睡眠·学习计划”

第五章　赢得好成绩的快速睡眠法

第一章

考生睡多长时间合适

根据学习的效率来决定睡眠时间

削减的睡眠时间可以用来学习。但是，如果睡眠时间削减得太厉害，就会一直处于昏昏沉沉的状态，无法集中注意力学习，影响学习效率。所以大家不但要知道如何增加“醒着的时间”，更要了解不影响学习效率的最低限度的睡眠时间。

考生在准备考试的时候最不认真对待的就是“睡眠”了，很多人都会为了考试而削减睡眠时间，来相应增加学习时间。削减 1 小时睡眠，就可以多 1 小时来学习；削减 2 小时，就又多了 2 小时。大家是不是都抱着这种想法来削减睡眠、备战考试的呢？

或许这么说更正确，考生并不是想削减睡眠时间，而是时间不够用，不得不削减。

但是，如果削减得太多了会怎么样呢？

6 小时削减到 5 小时，5 小时削减到 4 小时，4 小时削减到 3 小时……究竟可以把睡眠时间削减到什么程度呢？

睡眠时间是可以削减到一定程度的，但如果持续每天睡1～2小时，身体会受不了。只延长醒着的时间，却一直昏昏欲睡的话，也根本学不进去。大家要考虑一下“清醒时候”的效率。削减睡眠时间可以用来延长清醒的时间，但如果清醒时的效率很低的话，延长时间就没有意义了。

例如，假设平时将 12 小时用于学习，学习的效率是 90%。这时削减 4 小时的睡眠时间，把学习时间延长到 16 个小时，如果这 16 个小时的学习效率大幅度降低，那就把好不容易挤出来的学习时间浪费了。

疲劳得不到缓解，学习时总发困。假设学习效率降低到 60%，结果会如何呢？如表 1 所示，醒着的时间虽然延长了 4 个小时，但实际的学习时间却减少了 1 个小时。

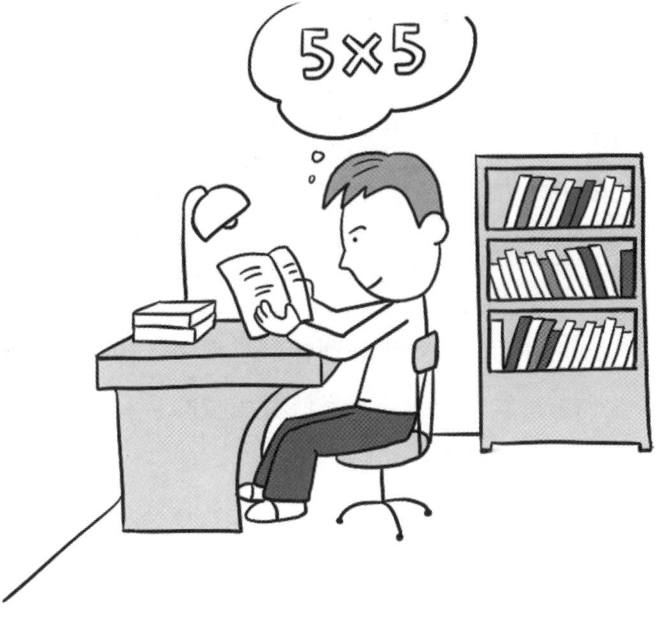

学习效率的高低，取决于睡眠时间是否充足。

考试临近的时候，为了增加学习时间，削减一定的睡眠时间也是不得已的。但是，睡眠时间削减得太多，反而会导致学习效率的下降。削减睡眠时间要有限度，超过了这个限度就会导致学习效率的急剧降低。为了考试取得好成绩，了解这个限度是非常重要的。

表 1　学习效率非常重要

醒着的时间	学习效率	实际的学习时间
12 小时	90%	10.8 小时
16 小时	60%	9.6 小时

从下一页开始我将分别针对小学生、初中生、高中生和上班族，介绍既不降低清醒时的学习效率，又可以取得好成绩的最短睡眠时间。

小学升初中每天要睡6小时以上

小学生还在成长阶段，所以睡眠非常重要。小学生最好每天睡7.5小时，如果需要上补习班的话，7.5小时的睡眠可能就有些难以保证了。平时每天睡6小时，作为补充，周六、日每天可以睡7.5~9小时。

拙作《4.5小时熟睡法》为忙碌的上班族介绍了如何通过4.5小时的短时间熟睡来应对快节奏生活的方法。很幸运的是这本书销售了12万册，成为畅销书。《4.5小时熟睡法》是面向成人的短时间熟睡法，所以并不适用于小学生和初中生。

孩子到初中身体都还处于发育阶段，没有发育成熟，所以他们比成人更需要长时间的睡眠。那么中小学生究竟需要多长时间的睡眠呢？

图 1 总结了每个年龄段的平均睡眠时间。

大家看过就应该明白了，年龄越大，睡眠时间越短。出生后 15 天之内的睡眠时间是 16 小时，2 ~ 3 岁是 12 小时，5 ~ 9 岁是 10.5 小时，10 ~ 13 岁是 10 小时。到了 14 ~ 18 岁就和成人差不多了，平均睡眠时间是 8.5 小时。

图中数值展示的不是平时睡觉的时间，而是最长能睡多久，所以比通常的睡眠时间要长。

中小学生可以睡 10 小时。但是，要准备考试的孩子一般都是上了补习班再回家，到家差不多已经是晚上 9 点到 9 点半了，之后吃了饭，再洗洗澡，马上就 11 点了。晚上 11 点睡觉，想睡 10 小时是不可能的。第二天早上 9 点起床上学就迟到了。为了不迟到，11 点睡觉最多就只能睡 8 小时。

不过 8 个小时都用来睡觉就没有在家学习的时间了，而且虽说是要参加小学升初中考试的学生，也还是小学生，还是想看看电视、玩玩游戏吧，完全没有放松的时间对孩子也不好。

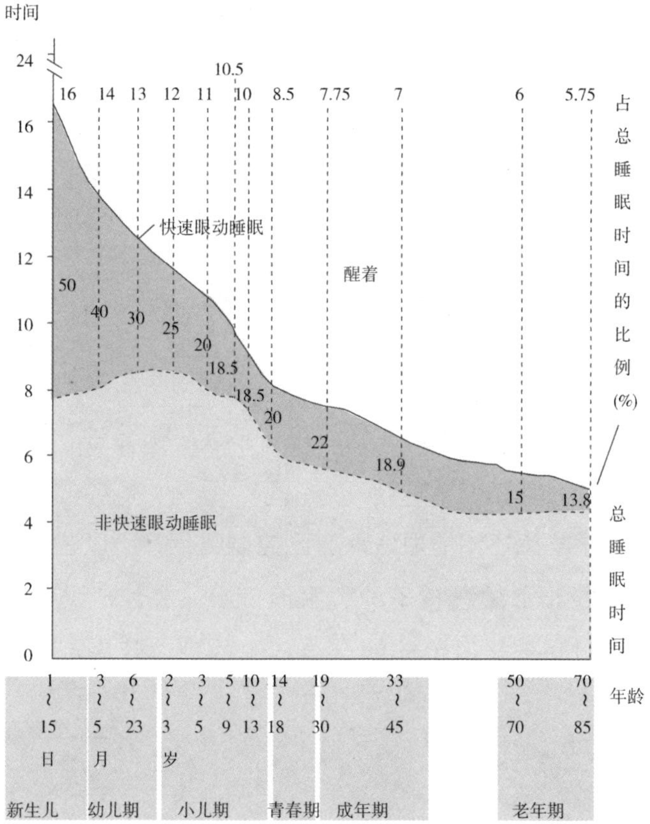
时间
24
16
14
12
10
8
6
4
2
0
10.5
16 14 13 12 11 10 8.5 7.75 7 6 5.75
快速眼动睡眠
醒着
50
40
30
25
20
18.5
18.5
20
22
18.9
15
13.8
非快速眼动睡眠
占总睡眠时间的比例(%)
总睡眠时间
1～15日
3～5月
6～23
2～3岁
3～5
5～9
10～13
14～18
19～30
33～45
50～70
70～85
年龄
新生儿
幼儿期
小儿期
青春期
成年期
老年期

图 1　平均睡眠时间

因此，平时把睡眠时间控制在6个小时左右，保证必需的学习时间，才是比较现实的解决方案。平时睡眠不足可以在周末补充。周六可以增加1.5小时的睡眠时间，睡7.5小时，也就是晚上11点睡，早上6点半起床。

周日可以增加3小时的睡眠时间，睡9小时。可以晚上10点睡，早上7点起床，还可以利用午休补充睡眠。

平时每天睡6小时对小学6年级的学生来说实在太少了。白天发困的时候可以午休5~15分钟，小睡一会儿，补充一下精神。

小学生还不能很好地自己控制睡眠，所以爸爸妈妈们要非常注意孩子的睡眠时间。只关注成绩的好坏，时间一长很可能就会给孩子的身体带来沉重的负荷。

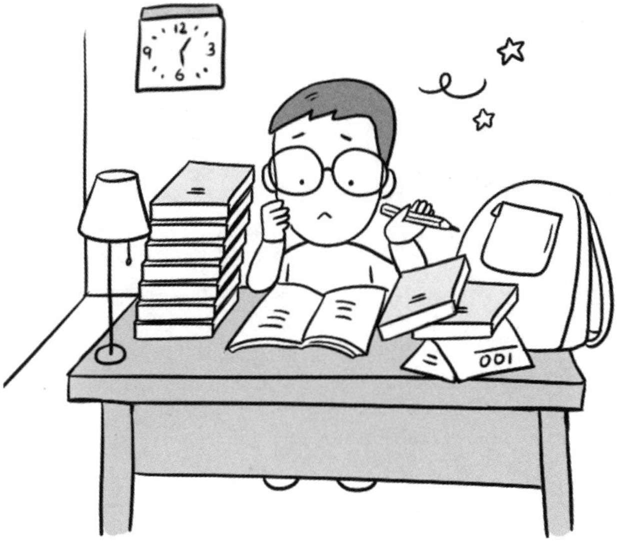

牺牲应有的休息时间，只关注成绩的好坏，

长期如此就会影响孩子的正常发育，得不偿失。

备战中考每天要睡6小时

初中生可能存在很大的个体差别，有的孩子已经发育到跟成人很相近的程度了，有的孩子却还没怎么发育好。但无论发育到什么程度，初中生都还处于发育阶段，这个阶段保证睡眠是非常重要的，所以每天要尽量睡足6小时。

初中生的发育程度会有很大的差别。过了14岁，有些孩子的身高已经和爸爸妈妈差不多了，睡眠时间和成人一样应该没什么问题。

孩子虽然已经长高了，可仍然处于发育阶段。所以，我建议参加中考的初中生要保持6小时以上的睡眠。只要有效地利用时间，每天睡6小时也能取得好成绩。

从医学角度看，成长期的“骨骺线”还没有闭合。骨骺线是指骨头前端的软骨部分，这些软骨的细胞不断增殖，变成硬的骨头，手脚也就随之变长。骨骺线的细胞会对“成长荷尔蒙”做出反应。成长荷尔蒙会促进骨骺线细胞的增殖，进而帮助骨头生长。

后面我还会详细说明，“成长荷尔蒙”只在深度睡眠时分泌（请参考第 51 页）。晚上 11 点睡的话，“成长荷尔蒙”在睡眠开始的 3 小时，即晚上 11 点到第二天凌晨 2 点之间分泌得最多，除此之外的睡眠时间段里基本不分泌。

孩子和大人都会分泌成长荷尔蒙。孩子的骨骺线还没有闭合，所以成长荷尔蒙会刺激骨骺线的骨细胞，骨头随之变长，身体跟着变大，体格也变健壮了。成人的骨骺线已经闭合了，所以即使分泌成长荷尔蒙，身体也不会继续成长了。成人分泌成长荷尔蒙的作用不是促进身体成长，而是用于修复老化的细胞，同时也产生新细胞来替换老化细胞，维持美貌和健康。

从年龄上来说，大部分初中生的骨骺线都还处于非闭合的状态。到了 18 岁，骨骺线就会闭合，骨头也不会再生长了。

骨骺线开放的时期正是身体变高大、变强壮的阶段，所以需要很多成长荷尔蒙。为了能够分泌足够的成长荷尔蒙，必须要保持一定时间的睡眠。初中生的体格虽然已经很接近成人了，但为了成长和健康着想，初中生还是比成人需要更多的睡眠时间。

从我对 4000 名患者进行治疗的经验来看，在实际睡眠时间略少于必要睡眠时间的情况下，人的睡眠质量更好，深度睡眠也更长。苏黎士联邦理工大学的邦贝教授做过一个实验，证实短时间睡眠者的深度睡眠时间更长，所以我认为初中 3 年级学生睡 6 小时对成长和健康不会有影响。再次强调一下，周末一定要多睡一会儿。

要想每天睡 6 小时又取得好成绩，就要制订计划来提高学习效率，我会在第 4 章里介绍高效的学习计划。

备战高考每天要睡 4.5 小时

高中生和补习班学生、小学生不同，他们的身体已经发育完全，和成人一样。因此，睡眠时间和成人一致就可以。每天确保 4.5 小时的最低睡眠时间就可以维持健康，同时保证高效的学习。

高考生的身体已经长成了，我们在前面提到的“骨骺线”也已经闭合，身高也不会继续增长了，因此，就可以把高考生当作成人来对待。

我以忙碌的成年人需要高质量的睡眠为前提，建议采取 4.5 小时的“短时睡眠”。大家或许觉得 4.5 小时的睡眠对高三学生来说有点短，但只要睡眠质量高，睡 4.5 小时也没问题。

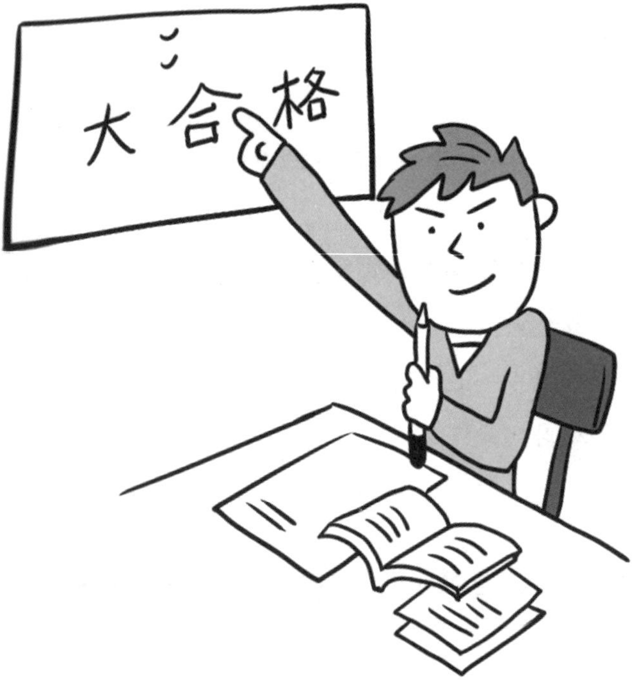

规律的生活才能提高睡眠质量，身体处于稳定的状态，

才能让成绩更进一步。

当然，一年之内每天都只睡 4.5 小时是不行的。真正开始准备高考要到秋天以后吧。所以我说的只是从秋天开始的 4～6 个月。暑假可以睡更长时间（但起床时间要固定），考试结束之后可以想睡多久就睡多久。也就是说，为了考上理想的学校，短期内每天睡 4.5 小时也是可以接受的。

那么，理想的睡眠时间本来应该是多少呢？

圣地亚哥加州大学克里普克教授的研究表明，每天睡 6.5 小时到 7.5 小时的老人，6 年后的生存概率最高。而且年龄越大，这种倾向越明显。也就是说，对高龄者来说，睡 6.5 小时到 7.5 小时最长寿。

但是对学龄期、青年时期的人来说，这项研究的成果就不太适用了。青年时期人们的死亡率本来就低，平均剩余寿命还很长，所以无论睡眠状态怎么样，6 年后生存的概率都不会有太大差别。简单地说，青年时期人们多少勉强自己一些也不会有太大问题。

青年时期的睡眠，重要的不是长度，而是质量。在保证最少睡眠时间的前提下提高睡眠质量才是重点。

大家已经知道了成长荷尔蒙不是随时都会产生

的，它只在深度睡眠时产生。而深度睡眠在较长睡眠时间段里容易形成，在零碎的睡眠中不容易形成，这一点大家也了解。

想要有足够的成长荷尔蒙，让身体在睡眠过程中得到恢复，就要重视睡眠的质量。提高睡眠质量最有效的方法就是过有规律的生活，大家要有意识地制定“就寝时间”和“起床时间”，尽量过有规律的生活。这样可以保持身体处于稳定的状态，提高大脑的活跃度，一定能向好成绩更进一步。

备战资格考试每天也要睡4.5小时

想通过资格考试的上班族在准备考试的过程中要保证4.5小时的睡眠。成年人最好每天睡6个小时，但这样学习时间就不够了。成人在短时睡眠中，只要能熟睡，就没什么问题。所以在准备考试的阶段坚持一下，每天睡4.5小时。

在当今社会，上班族也需要经常充电。在经济大潮中，世界各地都在上演激烈的竞争，所以不管你愿不愿意，都必须学习。

中国和印度等新兴国家的学生和上班族都在为了追赶发达国家而奋发学习。在先进国家也有很多上班族利用自己的业余时间进行深造。在全世界的上班族都在不断学习的现实状况下，日本人要想维持一定水平以上的生活，就不得不进一步加强学习。

实际上在日本也有很多报名参加资格考试的上班族。一边工作一边准备考试的人，感觉最不够用的应该就是“学习时间”。因为白天要工作，所以只能挤出非常少的时间来学习。加完班回家都已经很晚了，有很多人为了挤出学习时间而不得不削减睡眠时间吧。

成人只采取短时睡眠也不会有太大问题，只要睡眠质量高，短时睡眠也可以保证身体处于健康状态。但是，睡眠削减得太多，不但身体会受不了，而且困倦和疲劳感增加，工作效率就会下降，导致加班增多，削减睡眠时间也就没什么意义了。

所以，每天必须保证一定的睡眠时间。一边工作一边学习时，不论时间怎么不够用，平时都要保证4.5小时的睡眠。

对上班族来说，能腾出大块时间的周六、日是最适合学习的。为了周六、日能好好学习，平时不要把疲劳积累下来。平时的睡眠时间削减得太多，疲劳积累下来，珍贵的周六、日也没办法好好学习，所以大家一定要在平时保证 4.5 小时的睡眠。

我长年都坚持凌晨 1 点睡、早上 5 点半起床的生活，而且周末会睡 6 ~ 7.5 小时。平时还是会感觉困倦和疲劳，但在周末能够补充睡眠，所以每周一都能以全新的心情出门诊。

周末用来补充睡眠

平时只有最低限度的睡眠时间，睡眠肯定不足，困倦袭来也是不可避免的。在困倦的状态下学习，效率肯定不高，所以周六、日要多睡一点，补充睡眠。周末比平时多睡 1.5 小时（90 分钟），效果最好。

睡眠时间是以 1.5 小时为周期的，重复浅睡眠（快速眼动睡眠）和深睡眠（非快速眼动睡眠）（请参考第 48 页）。因此以 1.5 小时为周期来考虑的话，增加 1.5 小时的睡眠就能有一个高质量、有效率的睡眠。

平时睡眠时间已经削减到最短了，为了补充睡眠，周六、日可以增加1个周期（90分钟）或者2个周期（3小时）的睡眠时间。

准备中考的小学生可以在平时睡6小时的基础上增加1个周期，周六睡7.5小时，周日睡9小时。不过有些小学生还是很贪睡的，周六睡7.5小时可能还不够，那就再增加1个周期，让他睡眠9小时。

但是周末睡9小时就意味着起床时间要延迟3小时，这样平时养成的生活规律就被打乱了，很可能周一早上起不来。所以要睡9小时的话，可以让孩子提前上床睡觉，比如晚上10点睡。

要参加中考的初中3年级学生平时睡6小时，周末可以增加1个睡眠周期，周六、日都睡7.5小时，来补充睡眠。

初中3年级学生的身体已经长得和成人差不多了，所以没有必要增加2个睡眠周期（3小时）。只有在非常困倦的时候才能睡9小时，这样可以不打乱每天的生活规律。不能让小学生、中学生自己管理睡眠，爸爸妈妈要帮助孩子管理。

要参加高考的高中生、补习班学生和准备资格考试的上班族平时睡4.5小时，在周六、日可以增加1

个睡眠周期，睡 6 小时左右。

平时一直睡 4.5 小时确实不太够。所以，如果周六、日睡 6 小时还困的话，就可以再增加 1 个睡眠周期，睡 7.5 小时。

周六、日的睡眠标准

小学升初中（小学 6 年级学生） 23：00～06：30（7.5 小时睡眠） 22：00～07：00（9 小时睡眠）
中考（初中 3 年级学生） 23：00～06：30（7.5 小时睡眠）
高考（高中三年级和补习班学生） 00：00～06：00（6 小时睡眠） 23：30～07：00（7.5 小时睡眠）
准备资格考试的上班族 01：00～07：00（6 小时睡眠） 23：30～07：00（7.5 小时睡眠）

5～15 分钟的小睡效果非常好

困的时候可以午睡或者小睡 5～15 分钟，让心脏和头部处于同一高度更容易睡着。在学校和公司午睡的时候，在桌子上放一个枕头，趴在上面，头部的高度就和心脏的高度很接近了，这样更容易睡着。稍稍睡一会儿之后会觉得很清爽，也能提高下午的效率。

平时睡眠时间太短，有时周六、周日补充了睡眠也还是觉得睡不够。

遇到这种情况就可以利用午睡和小睡。午睡或者小睡 5～15 分钟可以消除疲劳，头脑也会变清醒，能更高效地学习。

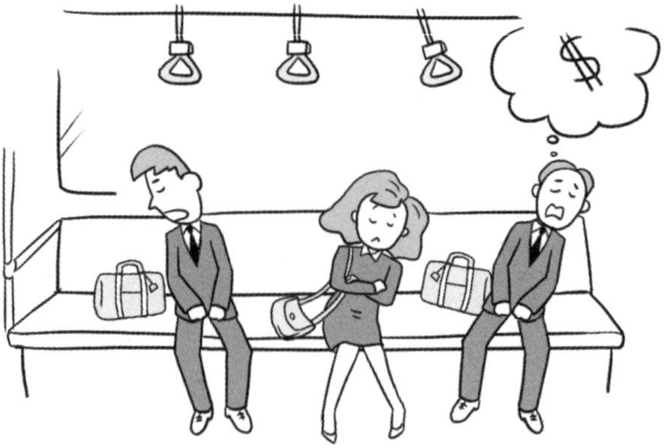

忙里偷闲，小睡一会儿，时间虽短，

却可以让头脑异常清醒。

大家是不是都有过这样的体会？在电车和公共汽车上坐着打个盹儿之后，头脑会变得异常清醒，午睡和小睡也有这样的效果。有人做过实验，看在放松的状态下醒着和打个盹儿，哪个更能消除疲劳感和困倦，结果证明后者的效果明显好很多。不论多么放松，但只要是在醒着的状态下，疲劳感基本上不会有所减轻。

同样是 15 分钟时间，如果想消除疲劳，头脑变清醒，我更推荐大家睡个午觉，午觉的效果比放松好。睡午觉不要超过 30 分钟，因为睡的时间太长，想轻松地醒过来就不容易了。

睡眠的一个周期大概是 1.5 小时。在每 1.5 小时之中，睡眠从浅睡眠变成深睡眠，之后再变回浅睡眠。午睡超过 30 分钟，就会进入深睡眠，想醒过来很困难。

如果挣扎着醒过来的话，头脑也是昏昏沉沉的，人也很不清醒。如果这样的话，午睡就没有什么意义了。本来是为了消除疲劳，提高下午的效率才小睡一会儿的，结果睡醒了头脑还不清醒，那就没什么意义了，所以午睡时只要稍稍打个盹儿，睡 5 ~ 15 分钟就可以了。

5～15 分钟的时间很短，需要马上就能进入睡眠。因此必须处于能够很容易入睡的放松状态。

人有交感神经和副交感神经两个神经系统，交感神经起主要支配作用时，心脏跳动更活跃，人也处于兴奋的状态。相反，副交感神经起主要支配作用时，心脏跳动比较平稳，人处于放松的状态，容易出现睡意。所以小睡时需要副交感神经起主要支配作用。

人体之中承载巨大负荷的就是心脏。心脏的负荷减轻后，神经系统就会很顺利地从交感神经切换到副交感神经，人也会放松下来，产生睡意。因此可以说，要想很快入睡，就要减轻心脏的负荷。

心脏负荷最少的时候就是心脏的高度和身体所有部位的高度一致的时候，也就是完全平躺的状态。趴在桌子上，心脏的高度和头的高度基本相同，更容易入睡。

当心脏和身体的各个部分高度有差别的时候，心脏要把血液向重力的反方向输送。比如人坐在椅子上的时候，心脏不仅要把血液输送到头顶，还要把流到脚底的血液重新吸收回心脏。心脏要像注射器一样吸收血液，所以负荷才那么重。

当心脏和身体的各个部位的高度相同的时候，就没有必要把血液向下或者向上输送，也就减轻负荷了。要想减轻心脏的负荷，最好的办法就是完全平躺下来，但在学校和公司没办法躺着。

所以，在学校和公司可以趴在桌子上睡觉。把毛巾或者浴巾拿到学校或公司去，铺在桌子上，趴在上面。这样心脏和头部的高度就基本一致了，更容易入睡。

把流向下半身的血液吸收回来仍然会给心脏造成负荷，但至少向头部输送血液的负荷被减轻了，所以趴着睡觉多少会对睡眠有所帮助。趴在桌子上睡觉，使心脏和头部的高度基本一致，是有助于午睡和小睡的小窍门。

对午睡的效果，人们有过很多研究，在这里我给大家介绍一个。

久留米大学医学部的内村直尚教授花了 40 天的时间，在福冈县的县立明善高中做了一项实验，他对比了午睡 15 分钟和不午睡学生的状况。

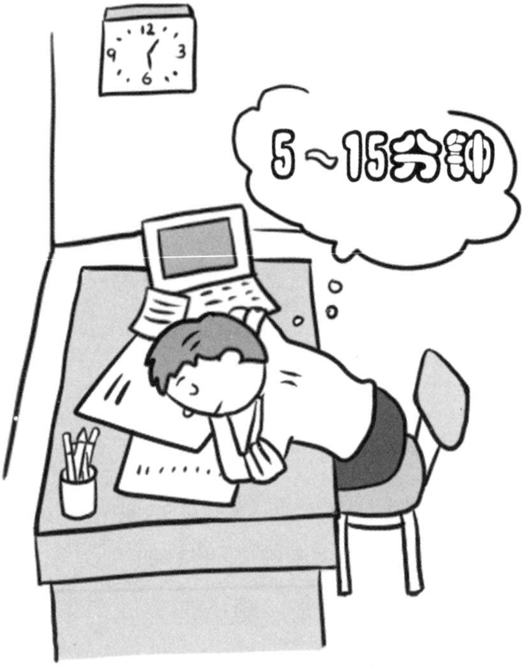

午睡时，让心脑的高度和头的高度

基本相同，更容易入睡。

结果证明，午睡的学生比不午睡的学生的学习效率更高，而且觉得自己最近成绩提高了的人也更多，这是午睡能够提高学习效率的一个例子。世界各地还进行过其他关于午睡的研究，有研究证明午睡还和提高记忆力有关系。

午睡有提高学习效率的作用，所以在学习或者工作犯困的时候，可以利用午休的时间，小睡 5 ~ 15 分钟。

如果所有学校都能在午休时间安排午睡，公司能摆设沙发或者安排午睡室，帮助大家消除午后的困倦，提高学习和工作的效率，未尝不是一种有趣的尝试。

忙里偷闲睡 1.5 小时的技巧

在困倦的时候，还有一种补充睡眠的方法，就是好好地睡上 1.5 小时。“1.5 小时”是 1 个睡眠周期，舒舒服服地睡上 1 个周期，醒来后头脑会非常清醒。比如，从学校回来到去补习班之前有一定的时间，就可以好好地睡上 1.5 小时。

解决平时睡眠不足的办法，除了午睡和小睡之外，还可以补充 1 个睡眠周期，即 1.5 小时。人开始睡觉时会先进入浅睡眠状态，之后逐渐进入深睡眠（非快速眼动睡眠），接着再返回浅睡眠（快速眼动睡眠）。利用睡眠周期可以有一个舒适的睡眠，起床时也能消除所有困意，头脑清醒地醒来。

如果有 1.5 小时左右的空闲时间，就可以充分利用这段时间来睡觉。例如，小学生从学校回来之后去补习班之前的这段时间里，很可能会有这么长的空闲时间。如果孩子觉得困，就可以让他睡上 1 个睡眠周期。

很有精神的孩子可以让他从学校回来之后直接去补习班。但如果孩子看起来有些疲劳，可以让他睡 1.5 小时，之后再去补习班。这样再加上晚上睡的 6 个小时，总共可以睡 7.5 小时，睡眠时间就得到了充分的保证。孩子的睡眠能力很强，下午睡了觉也不会晚上睡不着。

初中生到 3 年级就不再参加社团活动了，应该很早就能回到家。如果在去补习班之前能有 1.5 小时以上的时间的话，就可以好好地睡上 1.5 小时。

当然，中间这段时间能用来学习是最好的了，但孩子从学校回来已经很累了，很可能学习效率不高。那么还不如让孩子补充 1.5 小时的睡眠，神清气爽地去补习班，提高在补习班的学习效率。

高中生、补习班学生和上班族也可以根据自己的时间来安排睡眠，找 1.5 小时的空闲时间，利用这段时间来补充睡眠。大家要好好考虑这 1.5 小时的空闲时间究竟是用在学习上好，还是补充睡眠重振精神好。

不过有 3 个多小时空闲时间的时候，我不建议你补充 3 个小时（2 个睡眠周期）的睡眠。白天睡 3 个小时，晚上就睡不着了。大家或者采用 5 ~ 15 分钟小睡的方法，或者补充 1.5 小时的睡眠。在平时晚上睡得不够的情况下，充分利用5 ~ 15分钟的小睡和 1.5 小时的周期睡眠，可以在保证健康的同时提高学习的效率。

第二章

高质量的睡眠有助于提高学习效率

“睡眠”等同于飞机的休整

人睡觉跟飞机晚上要驶入停机坪维护是一个道理。地勤人员在停机坪给飞机做检查、维修、加油，为第二天的飞行做准备。人的身体和大脑也是通过睡眠得到休整，重新充电的，不然就无法应对第二天的活动。没有休整过的大脑在学习的时候效率肯定无法提高。

偶尔会有人问我：“老师，睡眠是什么呢？”每次我都会回答：“睡眠和飞机的维护很相似。”

飞机完成了一天的飞行，晚上要驶入停机坪。飞机在停机坪不只是简单地停留，地勤人员要对飞机进行非常详细的检查和维修。维修之后加油，为第二天

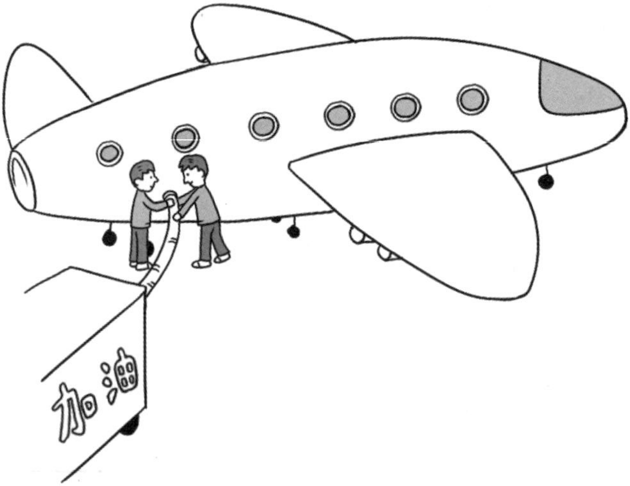

同地勤人员维护飞机一样，人的身心也要通过睡眠得到休整，才能应对第二天的活动。

的飞行做准备。人的身体也一样，通过晚上的睡眠，身体、心脏和头脑都得到了休息，精力也得到了补充。不睡觉就等同于在不维修、不加油的状况下，第二天继续使用身体、心脏和大脑。大家想乘坐未经维护的飞机吗？恐怕没人愿意吧。

但是，说到自己的身体和头脑，有很多人都不重视睡眠，在没有得到充分休整的状态下就继续第二天的活动。很多人可能都认为自己的身体不像飞机，而更像汽车。除了商务车，其他汽车不用每天都休整，停在停车场就行了。

晚上好好睡觉可以消除一天的疲劳，休整身体，这是非常重要的事。身体的休整是通过“成长荷尔蒙”来实现的。尤其是孩子，他们正处于“成长荷尔蒙”大量分泌的阶段。“成长荷尔蒙”的分泌促进身体长得高大强壮。因此，孩子晚上睡不好觉，发育就会出现问题。大家一定要把睡眠当作孩子成长的重要时间段加以重视，不能削减太多。

成人的成长荷尔蒙也是在睡眠过程中产生的。成人的身体虽然不会每天都成长，但仍然需要成长荷尔蒙来替换老化的细胞和损坏的细胞，进而修复身体。

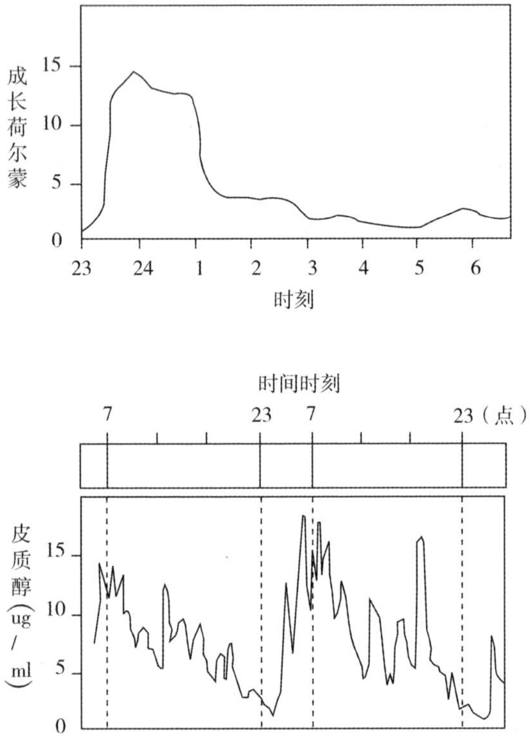

图 2　成长荷尔蒙和皮质醇

例如女性很在意紫外线，不采取任何防晒手段的话就会晒伤，甚至会长斑。出门在外被紫外线直射后，皮肤细胞会被破坏。在睡眠过程中，“成长荷尔蒙”会修复这些损坏了的细胞。

喝酒太多的人，不论男女，肝脏细胞都会一点一点地受损。因为酒是由肝脏来代谢的，嗜酒的人的肝脏自然会受损。如果细胞总是处于受损状态，不久就会出现问题。但是，晚上睡觉的时候分泌出来的成长荷尔蒙会修复肝脏组织。

我们对自己身体的变化没有太大的感觉，但从细胞的变化来看，每天细胞都会老化、受损。同时，身体每天都会新陈代谢，产生新的细胞。

如果细胞受损的速度和再生的速度一样，那身体就可以保持在同样的状态不变了。成长荷尔蒙对促进细胞再生发挥着重要的作用。

如图 2 所示，成长荷尔蒙在睡眠的前 3 个小时集中分泌，即睡眠开始的晚上 11 点到凌晨 2 点。越接近早晨，成长荷尔蒙分泌得越少，起床之后的上午 7 点到晚上 11 点之间，成长荷尔蒙几乎不会分泌。成长荷尔蒙是促进身体生长和修复的重要物质，所以一定要保证合理的睡眠，保证成长荷尔蒙的分泌。

黎明时分的浅睡眠是为起床活动做准备

早上睁开眼睛、活动身体这一系列的行动能够实现，都是因为晚上睡眠过程中人体分泌了皮质醇这种荷尔蒙，为身体做好了准备。皮质醇通过分解脂肪来帮助人体早上起来后马上就能活动。

人最有效率的活动就是睡醒睁开眼的一瞬间到马上开始活动的时候。考生最难得的状态就是，睁开眼睛之后完全感觉不到睡意，头脑马上开始转动并投入学习。

实际上，晚上的睡眠就是为这些活动做准备的。前面提到过，睡眠初期会分泌很多荷尔蒙，而白天人体会分泌一种叫作“皮质醇”的荷尔蒙作为替换。皮质醇从凌晨3点开始分泌，在5～6点之间迎来高峰（参考第40页图2）。皮质醇的作用是燃烧糖原，将其转化成能量。

人主要以葡萄糖作为生存的能量来源，早饭摄取的葡萄糖为上午的活动提供能量，午饭摄取的葡萄糖用来维持下午的活动，晚上摄取的葡萄糖则为晚上的活动提供能量，但是人半夜是不吃饭的，那半夜到早晨这段时间要以什么作为能量来源呢？

答案就是脂肪。

凌晨3点到早晨，皮质醇会燃烧脂肪，把脂肪转化成的能量供心脏、肝脏活动。睡觉时间主要燃烧脂肪，相当于在减肥；反过来说，不好好睡觉就有变胖的可能。以葡萄糖为能量来源和燃烧脂肪产生能量在本质上有很大的差别。

形象地说，葡萄糖相当于是“汽油”，脂肪则相当于是“木柴”。汽油非常容易燃烧，见火就着。而木柴不容易被点燃，但只要点燃就会一直燃烧。半夜不会有剧烈的运动，所以使用稳定的、持续燃烧的“木柴”作为心脏和肝脏活动的能量来源更有效率。

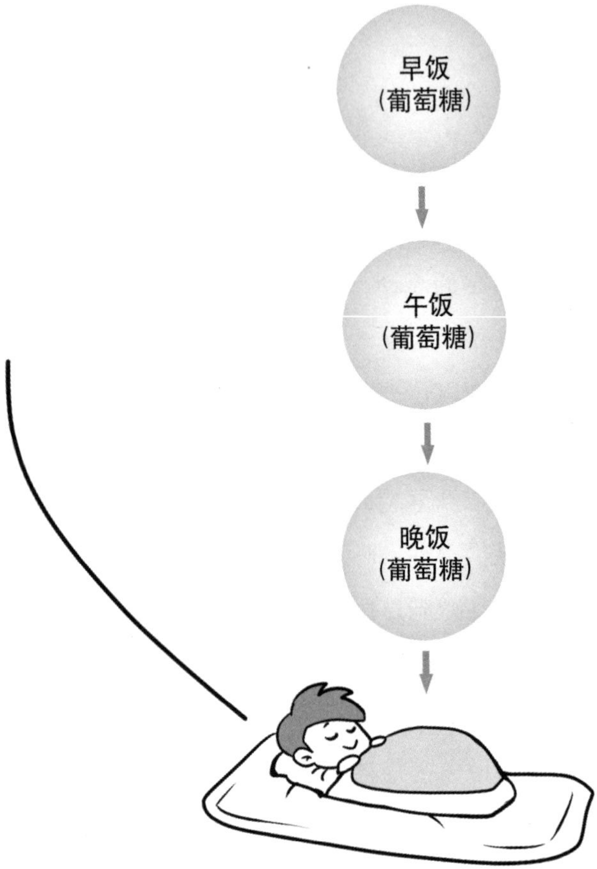

图 3　饮食和皮质醇（燃烧脂肪分解原糖）

如果睡觉时间也只能用葡萄糖来维持能量供给的话，晚饭就必须摄取很多葡萄糖。但是葡萄糖摄取过多，血糖值就会超过 200mg/ml，导致肾脏的负担过重，进而引起糖尿病。所以夜间更适于使用脂肪，而且也必须使用脂肪。

但是早上起床需要很高的能量，脂肪就不能作为能量来源了。要起床就必须给休眠的大脑和身体注入活力，而且吃早饭补充葡萄糖也需要高能量才能进行。

早上刚起床的时间段虽然还没吃饭，但身体需要和吃早饭时同样水平的葡萄糖。早晨需要更高的能量，所以皮质醇不会再分解脂肪，而会分解储藏在肝脏里的葡萄糖糖原（肝糖），来提高血糖中的葡萄糖浓度。

人体就是靠着糖原分解得到的能量来维持早起和早饭活动的。吃完早饭后过一段时间，早饭就会变成葡萄糖，这样，人们从白天到晚上就可以用早、中、晚饭摄取的葡萄糖作为能量源，维持一天的活动。

人的身体非常精密，如图 3 所示，早饭、午饭、晚饭、皮质醇以及第二天早饭之前的能量源都是相关联的。有了这样的循环，就不会出现能量不足的情况，生命也得以维持下去。

总结一下“成长荷尔蒙”和“皮质醇”这两种荷尔蒙的关系就是：晚上睡觉到凌晨3点的这前半段睡眠时间中，人体会分泌“成长荷尔蒙”来促进孩子的成长和健康（维持成人的美貌和健康）。而在凌晨3点之后的睡眠时间后半段，人体会分泌“皮质醇”代替“成长荷尔蒙”，燃烧脂肪以提供起床后所需的高能量。从这两种荷尔蒙的作用就能知道睡眠有多么重要了。

为了早上起来充满活力地开始一天的活动，必须要有自然且规律的睡眠习惯。身体好不容易才准备了足够的能量，我们要充分利用早起之后身体拥有的高能量，从早上开始高效地学习。

一个完整的睡眠周期是一个半小时

人钻进被窝，最开始会进入浅睡眠，之后逐渐变成深度睡眠，然后再回到浅睡眠。这个周期一般是一个半小时（90 分钟）。从浅睡眠中醒来，不会感到困倦，起床时会很清爽。

睡眠开始时人会先进入浅睡眠，即快速眼动睡眠。之后再慢慢地进入深睡眠，即非快速眼动睡眠。“非快速眼动睡眠”根据睡眠的深度不同分为 4 个阶段，而且每个阶段的睡眠深度是逐级加深的。请大家看一下图 4。

睡眠在非快速眼动睡眠过程中是不断加深的，但之后就会再次转入浅睡眠，回到快速眼动睡眠。“快速眼动睡眠”和做梦醒来的状态很接近。快速眼动睡眠结束时通常会翻个身，是人最容易醒来的状态。

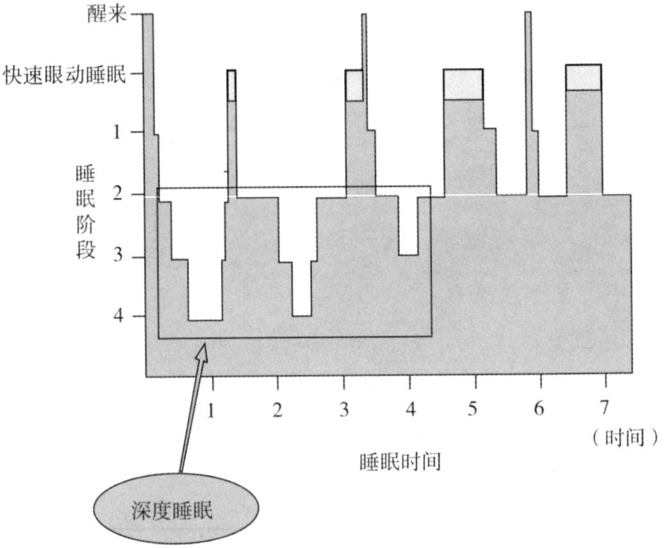

图 4　快速眼动睡眠和非快速眼动睡眠

从图 4 可知，人从浅睡眠到深睡眠再回到浅睡眠大概需要 1.5 小时（90 分钟）。这个循环会在整个睡眠过程中重复很多次。好好利用这“1.5 小时（90 分钟）”的睡眠周期，可以在睡醒时精神饱满。

处在深睡眠时人一般都睡得很熟，所以经常想起床也起不来。硬把睡得很熟的人叫起来，反而会妨碍深睡眠。处在浅睡眠阶段的人已经和醒来的状态差不多了，所以比较容易叫醒。也就是说，利用 1.5 小时的睡眠周期，在浅睡眠的阶段把人叫醒，很容易就能叫起来。本书中提到的睡眠时间标准，都是根据这个睡眠周期来算的。

不同人群平时的睡眠时间标准是：

- 小学生、初中生：1.5 小时 ×4 个睡眠周期 =6 小时
- 高中生、补习班学生、上班族：1.5 小时 ×3 个睡眠周期 =4.5 小时

“非快速眼动睡眠”是身体的调整

在深度“非快速眼动睡眠”的过程中，人体会分泌“成长荷尔蒙”，促进身体成长、保持健康。“成长荷尔蒙”对成长期的儿童来说是非常重要的一种荷尔蒙。想恢复体能、心情舒畅地醒来，就要保证分泌“成长荷尔蒙”的深度睡眠。

深度“非快速眼动睡眠”对维持身体健康非常重要。深度“非快速眼动睡眠”的过程中，人体会分泌“成长荷尔蒙”，促进身体成长、维持健康。成长荷尔蒙会促进孩子成长、修复成人的受损细胞。请大家看图 5。

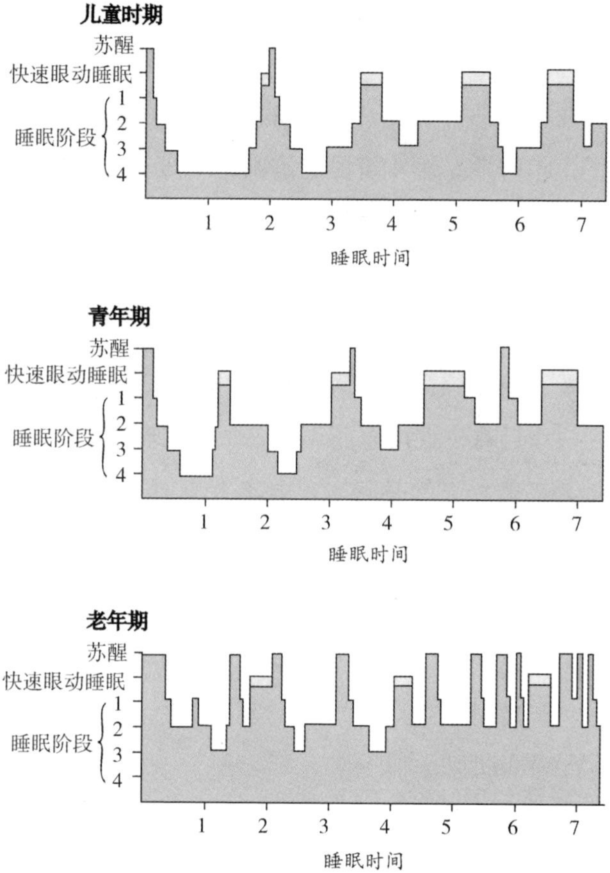

图 5　不同年龄层“睡眠的深度”

图 5 展示了整个睡眠的过程：从苏醒的状态进入浅睡眠，之后变成深睡眠，再回到浅层非快速眼动睡眠，最后变成快速眼动睡眠。

在儿童时期，第 4 阶段的深睡眠持续时间较长；到了青年时期，第 4 阶段的深睡眠就要比儿童时期短了；到了老年时期，睡眠已经完全达不到第 4 阶段的深睡眠了。

从这幅图我们可以得知，人在儿童时期睡眠更深，睡眠能力也更强。到了青年时期睡眠能力就稍稍变差了，成年后有失眠烦恼的人越来越多。到了老年时期，很多人都没有深度睡眠了，老年人有时半夜会醒好几次，或者早上醒得很早。

到我开办的睡眠诊所来就诊的患者几乎都是成年人和老年人。很少有小学生的妈妈为了孩子的失眠来咨询。因为孩子的睡眠能力很强，基本上不会为失眠而烦恼。

不过每天熬夜玩游戏直到凌晨一、两点的孩子生物钟会推迟，晚上会睡不着，早上又起不来。这样的孩子虽然处于很少失眠的儿童时期，但由于持续熬夜，会有睡不着觉的时候。

我们再回到图 5。如图所示，随着睡眠时间的推移，深度睡眠会逐渐减少。看青年时期的图很容易就会明白了，在最开始的睡眠周期里，第 4 阶段的深度睡眠会持续 30 分钟左右，但是在第 2 个睡眠周期里，第 4 阶段的深睡眠时间就短了一些。而在第 3 个睡眠周期里，睡眠的深度只能到第 3 阶段。儿童时期的睡眠也有这种倾向，这就意味着深睡眠只出现在刚睡着的 3 个小时之内，之后睡眠就会逐渐变浅。睡眠开始的 3 个小时之内会持续深睡眠，一般很难醒来。过了这 3 个小时，睡眠就会逐渐变浅，比较容易醒来。

“快速眼动睡眠”是内心的调整

“快速眼动睡眠”是用来调整内心的。人在压力大的时候需要更多的时间来调整，这就会增加“快速眼动睡眠”的时间。如此一来，“非快速眼动睡眠”，即深睡眠，就无法实现了。为了能够舒服地睡着、神清气爽地醒来，就需要休息一下来消除压力。

孩子的睡眠能力很强，按理来说应该不会失眠，但偶尔晚上也会睡得不踏实，这种情况经常发生在受到虐待或欺凌的孩子身上。在学校受了欺负的孩子在痛苦经历的影响下，内心的负担会非常重。要想缓和这样的心情，就需要在心灵上得到修复。人体有调整内心的组织，其中之一就是“快速眼动睡眠”。

孩子如果受到了欺负或者虐待，半夜会经常醒来，浅睡眠的时间就变长了。大人有忧郁症或者压力大的话，“快速眼动睡眠”的时间也会变长。大概内心调整伤痛或疲劳困倦需要用更长的时间吧。

但是在“快速眼动睡眠”过程中人睡得不踏实，所以身体的疲劳得不到缓解，“成长荷尔蒙”也不会产生。据儿童健康专家说，受到欺负和虐待的孩子，身体的发育会有迟缓的倾向。可见晚上睡觉经常醒，浅睡眠增加，分泌成长荷尔蒙的深睡眠减少都是其中的原因。

虽说大人应该处理好欺凌和虐待的事情，可就算孩子的心理负担没有这么大，在备考学习时压力也不小。

学习虽然很重要，但休息也不可缺少。我觉得偶尔看看电视、玩玩游戏也不错。只是要注意不要在电视和游戏上花太多的时间。

要想有效地利用时间，可以在孩子洗澡的时候把简易电视拿到浴室给孩子看，或者让孩子在洗澡后乘凉的那段时间里玩游戏，这样同时做两件事可以节约时间。

让孩子休息一下，减轻一些压力，晚上睡觉就不会总醒了，“非快速眼动睡眠”应该也会增加。

“快速眼动睡眠”能提高记忆力

大脑会在“快速眼动睡眠”的过程中整理信息，把接收到的信息分类、排序，再整理到大脑的“格子”里。削减了睡眠，信息就会以混乱的状态留在大脑里。要想提高记忆力，就一定要注意保证睡眠。

大家都知道“快速眼动睡眠”和记忆有着非常密切的关系。人的大脑在“快速眼动睡眠”的过程中会把当天接收到的信息整理好并保存在记忆中。

从早上到晚上睡觉前，人会经历很多事情。去学校听课，和朋友聊天，傍晚去补习班学习，补习后回家看电视等。

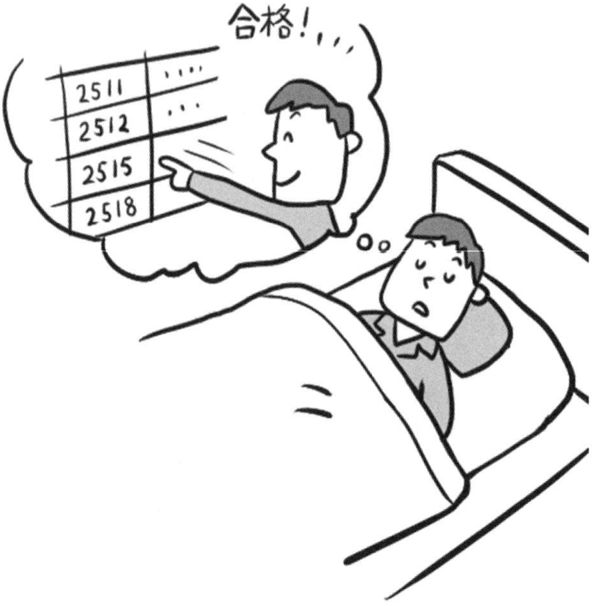

为了让大脑能把学过的内容完完整整地保存到考试那一天，并在考试当天提取出来，就要好好睡觉，让大脑完成每天的信息整理工作。

从早到晚大脑会接收很多信息，像“老师在学校教的东西”“和朋友的聊天内容”“在补习班学习的内容”“从电视上看到的消息”等。可以说，这些信息像书桌上的各种文件一样，摆得到处都是，堆积如山。这样下去的话，当你想要在需要的时间找到需要的文件就困难了，你会想：啊，那个文件放在哪里了？

所以，为了很快就能找出信息，大脑会把一天之内接收到的大量信息整理好，按照顺序收好放到格子里。暂时放置信息的桌子就是大脑的“海马”组织，储存庞大信息的格子就是“大脑皮质”，而负责整理的就是“快速眼动睡眠”。大脑中的信息通过睡眠得到整理，分好类的信息都被收在记忆的格子里。

大脑的记忆构造和电脑很相似。信息一旦输入电脑“内存”就会暂时保存在那里，之后大脑再把有用的信息保存到“硬盘”里。“内存”相当于大脑的“海马”组织，而“硬盘”则相当于“大脑皮质”。经常使用电脑的读者对此应该非常了解，“内存”的容量比“硬盘”的容量要小。大脑的“海马”组织也一样，它的容量很小，所以马上就装满了信息。

因此在晚上睡觉的时候，大脑会把很多信息从“内存”输送到大容量的“硬盘”里。在这个过程中，大脑会把信息整理好（Defragmentation，磁盘碎片整理），再排序（按照规则排列），最后放入记忆的格子中。在睡觉的时候大脑并没有休息，而是在帮助整理信息。

形象地说，就好比你的桌子上杂乱地堆满了各种文件，半夜的时候，你的秘书来帮你收拾桌子，把文件整理好放入文件夹里。有秘书帮忙收拾，第二天早上起来工作的时候就容易多了吧。

如果你没好好睡觉会怎么样呢？大脑从早到晚不断地接收信息，大脑的“内存”已经装满了，如果没睡好觉，那第二天一整天的信息还要储存在“内存”里。因为“内存”的容量很小，信息有可能会从里面溢出。而且信息以这种杂乱的状态不停地进入大脑，没有机会得到整理。要想从这么混乱的状况中选出用来解题的信息会非常困难。

记忆力不仅仅是保存信息，必要时记忆力还有把需要的信息从记忆里提取出来的能力。为了让大脑能把学过的内容完完整整地保存到考试那一天，并在考试当天提取出来，就要好好睡觉，让大脑完成每天的信息整理工作。

有人做过下面这样的实验（请参考第48页），把人们的两种记忆方式进行比较。

1. 早上背东西，晚上测试还记得多少。

2. 晚上睡觉前背东西，充分睡眠后测试还记得多少。

大家觉得哪种情况的成绩更好呢？

答案是第二种情况。从背东西到测试的时间都是一样长的，但背了东西之后睡一觉不但不会丢失记忆，还会让更多的记忆留在大脑里。也就是说，好好睡觉可以帮助提高记忆力。还有很多关于记忆和睡眠的实验，都证明了睡眠在强化记忆方面发挥着非常重要的作用。

睡眠和记忆的关系

By conparison, after a 12 – h waking period, performance accuracy improved by only 10. 1 ± 2. 0 percentage points between pretest (37. 2 ± 2. 4) and post – test (47. 3 ± 3. 3) (n = 12) . , a significant reduction compared with the full control group

(Fisher' s P < 0.02), showing that the two groups, trained at the same time, differ significantly after a 12 – h waking retention period. After a regular sleep period, however, performance improved by an average of 18.7 ± 1.6 points (n = 12). Learning displayed by the 12 – h sleep group did not differ from that of the control group (P = 0.28), but both groups performed significantly better than 12 – h waking retention group (Fisher' s P < 0.01 for both) (Fig. 1)

(Nature 2003. Fenn 节选)

<译文>

早上9点进行记忆测试，让孩子把测试题背下来，晚上9点再测试，结果正确率只有10.1%。在晚上9点做同样的测试，中间经过一晚的睡眠，早上9点再测试，正确率会提高到18.7%。

也就是说，睡眠可以强化记忆。

熬夜有百害而无一利

人体的生物钟从凌晨 3 点开始到早晨都会为起床做准备，熬夜的话，熟睡的时间就会和这段准备时间相冲突。本来想舒舒服服地睡一觉，结果身体已经开始为起床做准备了，结果就只能浅浅地睡一觉，第二天的学习效率自然就会变差了。

人为什么不能熬夜呢？因为人熬夜就无法完成高质量的睡眠，关键在于皮质醇和褪黑素的分泌会受到熬夜的影响。

下面我们比较一下两种睡眠。

- 凌晨 12 点睡觉，早上 6 点钟起床
- 凌晨 3 点睡觉，早上 9 点钟起床

人体的生物钟是由太阳光来控制的，在快要天亮之前的凌晨 3 点左右，身体就开始为起床做准备了。人体分泌皮质醇，分解出大量的葡萄糖，人体内循环的都是葡萄糖浓度较高的血液，使体温上升。同时，产生困意的褪黑素的分泌量会减少，人体进入浅睡眠，更容易醒来。而我提到过，绝大部分“成长荷尔蒙”都是在深睡眠过程中分泌的，而且仅限于睡眠开始的前 3 个小时，之后浅睡眠就会逐渐增加，“成长荷尔蒙”也几乎不会再分泌了。

凌晨 12 点睡觉，早上 6 点钟起床，“成长荷尔蒙”就会集中在前半段的 3 个小时内分泌，而后 3 个小时主要是浅睡眠，人体主要分泌皮质醇，为起床做准备。这样“非快速眼动睡眠”和“快速眼动睡眠”分配得非常合理，经过一晚的睡眠，身体和内心都得到了很好的修复，醒来的时候自然神清气爽。

可是如果凌晨 3 点睡觉，人体的生物钟会随着黎明的到来开始准备起床。想进入深睡眠，可身体已经开始准备进入浅睡眠了，人不可能同时进行深睡眠和浅睡眠，结果就是熬夜之后这两种睡眠都进行得不彻底，身体和内心就得不到充分的修整。

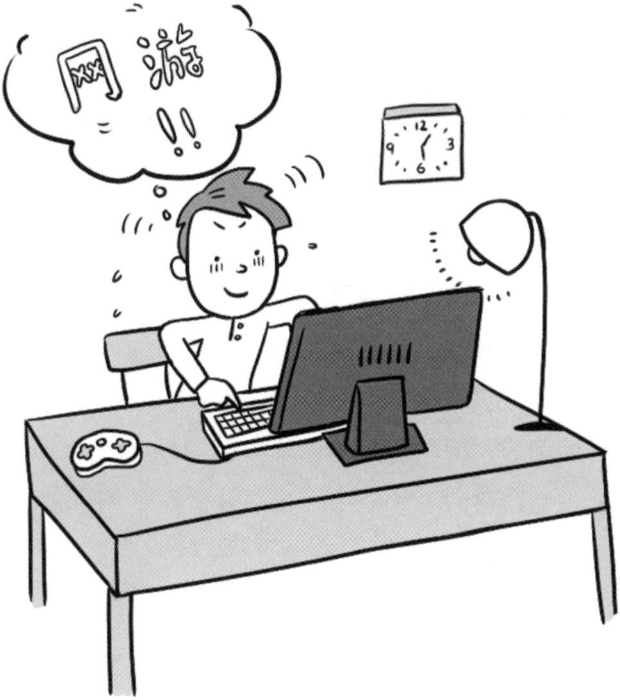

熬夜上网“打怪”，

打破的是生活规律，打出的是亚健康状态。

对人来说最自然的生活规律就是日出而作、日落而息，人体生物钟也会随着这个规律来转动。尽量配合人体生物钟的作息规律来生活，是保持健康的最佳手段。

荷尔蒙并不受人的意志控制，就算你想着“我希望身体产生皮质醇，为起床做准备”，但身体是不会乖乖听话的。你对身体说：“现在开始分泌成长荷尔蒙吧。”它同样是不会分泌的。

但是也有人能控制的部分，那就是“就寝时间”，起床时间有时候是不能自己控制的，但上床时间还是可以控制的。把“可控的因素”控制好，配合不以人的意志为转移的身体规律，是把人体能量充分发挥的最佳方法。

只要配合好作息时间，必要的荷尔蒙就会在睡眠过程中按照顺序分泌，身体和内心都会得到修复，大脑会整理信息，第二天就能有非常良好的状态。控制就寝时间，完全配合身体的规律，就可以把身体和大脑的能量发挥到最大程度，这也关系到考试的成败。

在体温下降的环境里很容易犯困

人在体温下降的时候很容易犯困。想睡觉的时候可以创造让体温容易下降的环境，这样很自然就能睡着了。例如，泡澡的时候身体变暖，洗澡后体温降低，钻进被子里，就很容易产生困意。相反，当困意十足学不进去的时候，可以喝点儿凉的饮料，降低体温。

人的身体有一个特征，就是体温一下子下降就会变困。

大家有没有过这样的经历：运动后出了很多汗，在凉爽的房间里吹着凉风，很快就犯困了。出了汗又吹着凉风的时候，体温会迅速下降，这种时候人就容易变困。

图6是平常人体一天之内的体温变动情况，在晚上睡觉之前，体温会骤然降低1℃，就是体温的降低才让人产生了困意。所以想睡觉的时候就可以利用人体体温下降的这个特点。

洗澡是一个好办法。冲个澡，身体从内至外都变得暖暖的，体温也会升高，洗完澡之后身体降温的时候正好会产生困意，很容易睡着。反过来说，洗完澡之后，学习效率是很难提高的，因为体温下降，困意袭来，还是别想着要在洗澡之后学习了，所以洗澡最好安排在学习结束、睡觉之前。

要想在早晨和上午的学习时间不发困，就尽量不要在这段时间让体温升高，要保持较凉爽舒适的状态。运动之后体温会上升，所以早上上学快迟到了跑到学校的时候就要注意了，跑到学校体温上升，之后就会犯困。我还是建议大家早时晨早点儿起床，这样上学的时间也充裕。

但是，看图6可以发现，人体上午的体温都会超过37℃，大家是不是觉得这个温度作为体温来说有点儿高呢？

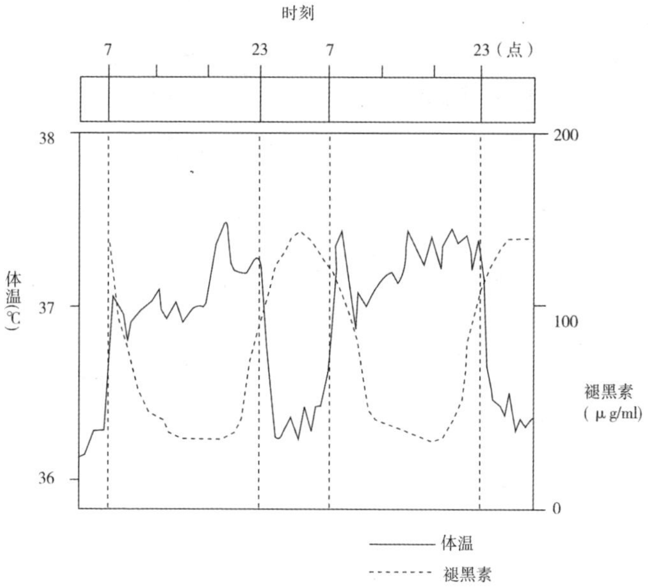

图 6　体温和褪黑素的变化

事实上这幅图里的体温是身体内部的体温（深部体温）。但在生病的时候测量的体温是身体表面的体温（表面体温）。表面体温受到强光照射就会升高，淋水的时候就会下降，它的变化比较简单，但是身体的深部体温不会像表面体温一样发生急速的变化。

大家想一想烤牛肉可能就很容易理解了。比如我们做了 3 公斤的烤牛肉吃。牛肉块很厚，热量很难传递到肉块内部，所以必须用小火慢慢地烤。但是只要烤好了，牛肉内部的温度就很长时间不会下降，所以吃起来特别香。

人的体重在 11 岁时平均是 38 ~ 39 公斤，到了初中 3 年级、高中 3 年级会更重一些。比牛肉块更大的 40 公斤、50 公斤的肉块的内部温度，不会因为外部的加热和冷却而简单地变化。

但是，肉块里有很多通路，如果这些通路中有凉水流动会怎么样呢？肉块内部的温度会急速地降低。人体内布满了血管，血液在血管中循环，温暖的血液降低温度后再回到人体内的话，体温就会急速降低，人就会犯困。

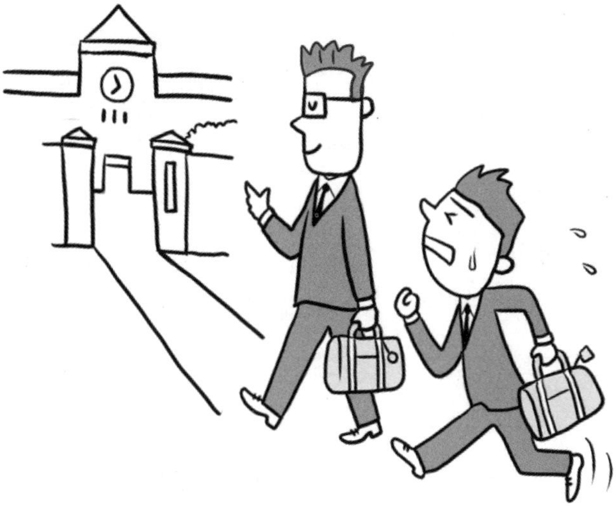

早点起床上学，让身体保持凉爽舒适的状态，

上课时才能保持清醒不犯困。

看图 6 就可以知道，天快亮的时候体温会慢慢上升 0.5℃，睡觉的时候人基本上不怎么动，所以在这个阶段体温的慢慢上升让人很不可思议。

在这里体温上升是因为我在第 43 页中解释过的“皮质醇”这种荷尔蒙的产生。天快亮的时候，“皮质醇”会分解、燃烧脂肪，使体温慢慢上升。同时，人体还会分解糖原，产生葡萄糖，输送到血液中，为起床做准备，体温慢慢上升之后人就会醒来。

前面说过，葡萄糖就像汽油一样，人体内不断燃烧的大量葡萄糖会让深部体温急速上升，这样就完成了起床的准备，人醒来之后有足够的能量投入到新的一天的活动当中去。

在前面我已经对和睡眠有关的两种荷尔蒙——“成长荷尔蒙”和“皮质醇”进行了详细的介绍，下面我还要介绍另一种重要的荷尔蒙，就是“褪黑素”。

“褪黑素”是促进睡眠的荷尔蒙。“褪黑素”对大脑产生作用后会让人感到困倦。从身体一天的规律来看，如页的图 6 所示，人体从晚上 9 点开始产生褪黑素，半夜分泌的量很大，而从黎明开始褪黑素的分泌量会变少。

褪黑素可以由人体内部分泌，也可以从人体外部吸收。不管是内部分泌的还是外部吸收的褪黑素都会对大脑产生影响，让人感到困倦。在国际旅行倒时差的时候有时会用到褪黑素，而且 NASA① 在航天飞机和宇宙空间站上也会用到褪黑素。

人的大脑是有生物钟的，当生物钟的指针指向凌晨 3 点的时候，人体就会分泌“皮质醇”，燃烧脂肪，转化成葡萄糖，使人体体温上升，为身体活动做准备。

当生物钟的指针指向晚上 9 点的时候，人体就会分泌“褪黑素”，开始为睡觉做准备。生物钟的指针指向晚上 11 点时，人体体温就会迅速下降，开始进入睡眠状态。

人体就是通过这样的规律循环，达到“活动”和“休息”的平衡。

---

① 美国国家航空航天局，National Aeronautics and Space Administration。

夏天的室温要保持在27℃~29℃来保证舒适的睡眠

想睡得很香，就要控制好房间的温度和湿度。夏天要把室内温度控制在27℃~29℃，吹着空调睡觉，吹着冷气，湿度就会降低，睡觉就很舒服了。冬天将室内温度设定在18℃~20℃，之后加湿，就很容易睡着了。

睡得舒服，起床时才能神清气爽，头脑才能更活跃。要想更容易睡着，从晚上到睡前1个小时要尽量把体温升高之后在睡前1个小时的时候迅速降低体温，这样是最有效果的。

为了提高体温，晚饭尽量要吃热的东西。如果从补习班回家再吃饭的话，饭可能已经凉了，这时要热一下再吃。吃热乎的东西，身体内部也热乎乎的，自然就能保持体温了。

上班族可以在晚上做一些拉伸运动，或者快走一会儿。小学生也可以和爸爸妈妈一起活动一下身体。

运动会提高体温，之后泡个澡，再把体温提高一下，洗澡之后一边乘凉一边让身体变凉。这样体温就会迅速下降，困意也会马上袭来，很容易就能睡着了，这时钻进干爽的被子里马上就能睡着，还能睡得很香。

想要降低人体的内部体温，可以利用手脚来实现。手脚的表面积较大，而且平，在人体体内流通的血液可以通过手脚一直到达皮肤的表面。因此手脚很容易就会通过外部空气来降温，利用手脚的构造就可以降低人体内部温度——深部体温了。

从下午到晚上刻意地把体温升高，大脑会感觉到体温的异常上升，它就会相反地把体温降低。大脑要让体温降低，就会控制手脚的血管，使其张开，让更多的血液通过血管。

这时和外部空气接触的手和脚就会发挥冷却器的作用，通过动脉的血液在手脚的部位受到冷却，再从静脉流回心脏。假设被子里的温度是33℃，从心脏流出的血液有37℃，这样血液在手脚通过时就会有4℃的温差，降了温的血液再次流回心脏。手脚的血管处于打开的状态，就会有更多的血液流过去，这样血液的温度就会迅速下降。

婴儿犯困的时候，手脚都会暖烘烘的，那是因为有大量的血液流向手脚的表面，血液正在降温。在手脚的部位降了温的血液会降低深部体温，让人迅速产生困意。

而且手脚一下子有很多血液流过时还会出汗，汗液蒸发的时候也会带走热量。所以除了前面提到的37℃～33℃的温差，还有出汗带走的热量，都会让血液的温度下降。

夏天睡不好觉一般不是室内温度的问题，而是受湿度的影响。室内湿度如果是80%，那手脚周围的湿度就会接近100%，在这种状态下，汗液无法蒸发，带不走热量，血液的温度也就降不下去了。体温总也降不下去，肯定睡不好觉。所以要想睡个好觉，就要控制室内的湿度。尤其在夏天，除湿是必不可少的。

有些人可能觉得开着冷气睡觉不好，但其实开着冷气不但能降低温度，还有除湿的作用，所以在夏天的时候最好开着冷气睡觉，夏天可以把室温设定在27℃～29℃。

孩子的体温一般都比较高，所以可以把室温设定在27℃，大人就可以设得稍微高一些。像老年人或者体寒的人，可以设定在29℃左右。

可能有很多人觉得室温设定在27℃～29℃太热了，但晚饭时吃了热的食物，睡前运动或泡澡，都会提高体温，所以把室温设定在这个区域，睡觉时也不会感觉太热。这样也不至于着凉，睡得又香，而且还很节能、环保。

冬天可以把室温设定在18℃～20℃。体温较高和爱运动的孩子，可以设定在18℃，体寒的人可以设定在20℃，一直开着暖气。不过冬天空气一般都很干燥，最好用加湿器加湿，这样就可以创造有助于睡眠的环境了。

睡觉时要拉上遮光窗帘或百叶窗，让房间变暗。睡觉的时间段里要尽量保持光线较暗的状态，不要让阳光照进来。

如果孩子怕黑睡不着，可以点一盏不太亮的灯，尽量让孩子在光线较暗的房间里睡觉。

学习过程中犯困可以洗洗脸并喝点冷饮

晚上学习的时候如果犯困了，可以用凉水洗洗脸或者喝点冷饮，让体温下降。降低脸部和头部的温度，或者喝了凉东西的时候，困意很容易就能消除。另外，还可以活动活动身体，例如做做拉伸运动或体操。如果还是觉得困的话，就可以设一个比平时早一点的闹钟，先睡下，第二天早上再起来学习，效率会更高一些。

晚上学习很容易慢慢犯困，身体收到生物钟的指令，开始做睡觉的准备，体温慢慢下降，身体也逐渐进入睡眠状态。这时可以用凉水洗洗脸或者喝点冷饮。降低脸部和头部的温度，或喝了凉东西的时候，大脑会产生错觉，认为人体整体的温度都降低了，就会暂时停止发出降低体温的指令。体温不再下降，睡意也就会消去一些，大家可以趁这个时间学习，白天发困的话也可以用这个办法。困的时候可以去厕所洗个脸，开重要的会议时带一瓶凉饮料去参加，考试当天也可以洗了脸再去。

不过如果做了措施，身体还是发出“睡觉”的信号，就尽量不要违背身体的规律，最好还是及时睡觉。如果有花好几个小时才能做完的作业，或者有必须在晚上准备好的课题则另当别论，只要没有紧急的事情，困了就不要学习了，最好直接睡觉。与其强打精神晚上学习，还不如设一个比平时早一点的闹钟，先睡下，第二天早上再起来学习，效率会更高一些。

尽量不要破坏身体的自然规律，在符合规律的状态下学习，效率也高。

周末睡懒觉是在浪费时间

人体从天快亮时就会开始为了起床做准备，但是下午才起床的话，这些准备活动就白白浪费了。睡得时间太长，人也会觉得很无力，还可能头疼，身体没有活力。

大家有没有周末赖床不起，下午才起床的经历？那时你还是神清气爽地醒来，感觉活力十足吗？

有没有人会觉得：我明明睡了很久，怎么还是没力气，身体还不舒服呢？一直睡到下午，睡眠时间变长了，可能很多人都认为自己会充满力量。但事实并非这样，实际上人不但不会充满力量，反而会感觉很无力，这就是荷尔蒙的作用。

我在前文提到过，天快亮的时候，“皮质醇”这种荷尔蒙会分解肝脏的糖原，产生葡萄糖，提高血液中的葡萄糖浓度。这些葡萄糖就成为了能量的来源，醒来起床后，开始一天的活动，但是不起床活动，就不会消耗能量，葡萄糖就会留存在血液里。

葡萄糖是人体活动的非常重要的能量来源，但它也像汽油一样，很危险，如果血液里留存了太多的葡萄糖就会损伤血管或神经。

肾脏会过滤血液中的废物，但如果血液里留存了太多的葡萄糖，肾脏就无法充分过滤血液，很可能会损伤肾脏。损伤太严重的话，肾脏很可能会开孔，进而导致更多糖分漏出。为了避免这种损伤的发生，人体会通过胰岛素将其分解到血液里，但没有被利用的葡萄糖会重新返回人体内，储存起来，不用的汽油就这样转换成了危险性很低的脂肪储存在人体内。

睡觉睡到下午的话，血液中的葡萄糖就会重新返回人体内，人就不得不在葡萄糖很少的情况下起床。本来是想消除疲劳才睡到下午的，结果反而没什么力气，起不来床，原因就是用于起床的能量不足。

“皮质醇”接收到人体生物钟的指令，在天快亮的时候开始分解葡萄糖。为了神清气爽地醒来，还是应该在血液葡萄糖浓度高的 7 点前后起床。在分解葡萄糖最多的 5 点半到 8 点半这 3 个小时之间起床是最好的，过了这个时段葡萄糖的量就会减少，起床就会变得困难了。

本来想着明天下午开始好好学习，睡到第二天下午才醒，结果起来之后还是没精神，估计下午的学习效率也不会太高。这样安排还不如在早上 5 点半到 8 点半这个时段起床，就算困点儿也没关系，学一上午，如果还是很困的话，就午睡 1.5 小时。

短时间睡眠直接关系到注意力提高

睡得太多并不是好事，短时间的睡眠质量反而更高，学习的效率也能有所提高。最开始睡的时间段可能会觉得困，但只要习惯了之后，身体就会适应这个规律了。为了有效地利用时间，还是要掌握短睡眠的习惯。

虽然睡眠非常重要，但睡得太多并不是好事。相比之下，人的睡眠在充分得到满足的条件下和稍微苛刻的条件下，后者的质量更高，精神更充实。

人们经常说："种植物的时候，还是种植在稍微苛刻一点的环境里更好。"例如，栽种西红柿的时候，浇水太多了，西红柿植株会腐烂。按照正常的量浇水的话，就会长出普通的西红柿，在水量稍微不足的状态下栽培的话，能长出很甜的西红柿。在水量稍微不足的状态下，根会更用力地吸收水分，这样植物会生长得很好。在有些苛刻的生长条件下会长出更甜、更好吃的西红柿。

睡眠也一样，在温室那种完善的环境里生长，有可能会长得不太好。反而在稍微苛刻的环境里，必须求生存，有了“不努力就活不下去”的想法，就能发挥出本来就有的生命力，也能有质量很高的睡眠。

睡眠时间对人的成长非常重要，但过长的睡眠时间反而会有相反的效果，短时间的睡眠会给身体一些饥饿感，挖掘出更高的身体机能。

有起床困难症的人要多沐浴阳光

孩子的睡眠能力很强，很少会失眠，所以相对的，起床会变得很困难。孩子早上起不来的时候，可以把窗帘都打开，让太阳光照进来，这样更容易唤醒孩子。太阳光不足的话，可以把房间的灯全部打开，补充光源。

有很多孩子早上都起不来床，孩子的睡眠能力非常强，几乎很少有孩子为失眠而烦恼。相对的，因为睡眠能力太强了，起床就很困难。早上妈妈叫孩子起床可总是叫不起来就是这个原因。叫孩子起床的时候，可以把窗帘都拉开，让房间里充满阳光，没有必要觉得孩子还在睡觉就叫醒他们是过于严厉的行为，

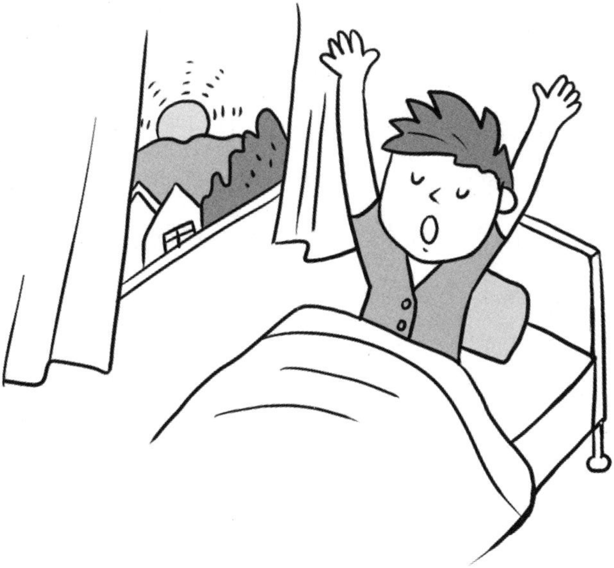

让身体跟着太阳一起醒来，

起床困难症就会消失。

因为对人来说早上的太阳光是非常重要的，这一点我会在下一章里再详细说明，因为，人体生物钟是随着太阳光来运转的。让你的孩子也尽情沐浴炫目的阳光吧。

对高中生、补习班生和上班族来说，早上的阳光也非常重要，这一点和小孩子是一样的。闹钟响了之后，就算有些不情愿，但还是请你把窗帘全都拉开，太阳光不足的话，可以把房间里的灯也都打开。人只有沐浴了阳光之后才能开始一天愉快的生活，让明亮的阳光充满整个房间，把身体的"开关"打开。

能帮助你取得好成绩的“早间活动和早饭前时光”

人的大脑最活跃的时候就是睡醒觉、舒舒服服睁开眼的时候。为了能通过考试，要充分利用早上的时间，也就是“早间活动和早饭前时光”。我们可以利用这段宝贵的时间来复习前一天背诵的内容，或者做一做前一天没解出来的习题，效果会很好。我们一起来充分利用一天之中学习效率最高的早间时光吧！

考试通过的秘诀就在于“早间活动和早饭前时光”。如何充分利用早上的时间直接关系到考试能否合格，这么说一点都不为过。

说到考试，可能大家想到的都是拼命学习到半夜的场景，但从我作为睡眠专科医生的角度来说，这样做对成绩和身体都没有太大的好处。

晚上好好睡觉，有个高质量的睡眠，大脑得到充分的休息后转得也快，在这种状态下学习才更有效率。

早上在皮质醇的作用下血液中的葡萄糖浓度会升高，我们要利用这些能量在早饭之前学习。对上班族来说就是“早间活动”，而学生就是“早饭前的时光”。

这里所说的“早饭前”有两个意思：第一个是在吃早饭之前学习 1 个小时；第二个是把难度高的习题、晚上没解开的习题在“早饭前”轻松地做出来。

当数学问题怎么也解不开的时候，可以充分利用早上的时间，解题效果非常好。晚上想到再晚可能也想不出解题的好方法，还不如先去睡觉，第二天早上起来再做一次，很可能解题方法一下子就在脑海里闪现，问题也迎刃而解了。

大脑在人睡眠时并没有休息，它还在处理各种信息，它会仔细地整理信息，放进“格子”里，为第二天早起的活动做准备，也就是说大脑在睡觉时间会自动整理当天接触到的信息。

我们可以充分利用大脑的这一性质，比如睡觉之前给大脑留个作业，之后就任由大脑处理，而自己去睡觉，这样大脑就会勤勤恳恳地去思考解决问题的方法了。

早上起来问问大脑："昨天晚上的作业，你已经帮我想出来了吗？"如果觉得大脑回答："是的，已经想出来了。"那你就可以把问题解开了。

从事研究和创作等构思新事物的人都是很好地利用了睡眠中的大脑活动。他们一般都在晚上拼命地思考，一边思考着一边睡着的，有时就会在第二天早上起床的时候灵光一闪，想到好主意。早起时还有可能想到白天一直都没想到的事情，好好利用大脑的这个性质非常有好处。

如果早上你还是没想到解题的方法，最好到了学校就马上问老师，提前到学校向老师请教，也会给老师留下努力学习的好印象。总也找不出解法的题目，还不如请教别人先解决了再说，这样更有效率。

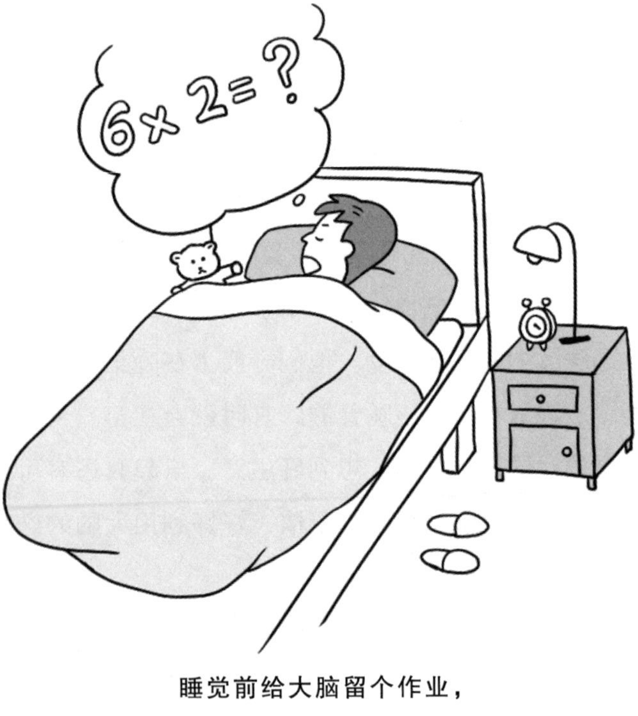

睡觉前给大脑留个作业，

不仅能帮助你解决问题，还能强化你的记忆。

早上还是强化记忆的绝佳时间，要想强化记忆，复习是必不可少的，通过不断地复习，记忆会更加稳固。把在学校和补习班学到的知识在晚上复习一次，之后好好睡一觉。第二天早上起来之后，马上在早间的学习时间再次复习，这样就一共学习了三遍，记忆得到了很好的强化。

背下来的内容在一夜睡醒之后再回忆起来，可以提高运用知识的能力。通过大脑的活动，人可以把死记硬背的知识运用起来，这样就可以提高运用能力，并构思新东西。

我们还可以把早上的学习时间用来预习。预习一般也会涉及很多前一天学过的内容，可以再把前一天的内容消化一遍，还可以把当天要学习的内容多少记下来一些，这样就能有效地使用学校的课堂时间了，预习后如果有不懂的，就可以在课堂上问老师了。

好好利用“早间活动和早饭前时光”，就能继续有效使用“早饭时间”和“上学时间（上班时间）”。我们可以一边吃早饭一边回顾早上学习的内容，还可以在上学路上思考问题。

如果睡眼惺忪、大脑一片空白地吃早饭，眼看着就要迟到了跑着去学校，效果就完全不一样了。心里想着："要迟到了，老师要是发火怎么办"，跑着去学校的人是不能有效地利用上学时间的，而一边想着："那道题要是这么解行不行呢?"从从容容上学的人，上学路上的时间也变成学习时间了。这些时间日积月累下来，会让学习成绩产生很大的进步。

重视“睡眠”就是珍惜“时间”

有高质量的睡眠，身心都会充满活力，也能更有效地利用第二天的时间。重视“睡眠”就是珍惜“时间”。准备考试的过程正是养成有效利用时间的习惯的绝好机会，只要养成了这个习惯，终生都会受益。

对大家来说，人生中最重要的是什么呢？可能每个人的价值观不同，但我觉得最重要的就是时间。人际关系、金钱当然也很重要，但时间有人际关系、金钱所不具备的一个特点，就是时间不能增加。人每天只有24小时，是无法增多的，而且人的寿命就算再长也就是120年左右，一般来说是80～100年吧，我

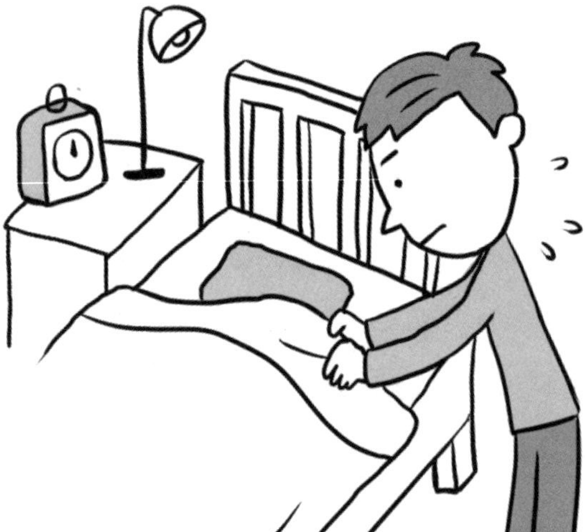

培养重视睡眠的习惯，

就等同于珍惜时间，能让人终身受益。

们无法把活着的时间延长到 150 年，甚至 200 年。人活着的时间是有限的，所以对我来说最重要的就是“时间”。

在一天的“时间”之内，占据了绝大部分的是“睡眠”。不控制好“睡眠”，就不能很好地利用珍贵的“时间”了。重视“睡眠”和珍惜“时间”是同一件事。

随着年龄的增加，人会越来越强烈地感觉到时间的宝贵。询问到了一定年龄同时也到了一定职位的人，他们中很多人会说：“比起金钱和其他东西，我希望能有更多的时间。”不论地位多么高、成就多么了不起的人，他都不能把一天的时间增加到 24 小时以上。有才能的人可能会赚很多很多钱，但他的一天在经历了 24 小时后肯定也会结束。

珍惜“时间”的一个方法，我认为就是重视“睡眠”。从小就能培养重视“睡眠”的习惯，长大后自然就懂得珍惜“时间”了。这个习惯不仅对小升初、中考、高考有帮助，上了班以后，甚至退休之后这个习惯都依然有帮助。

考试取得好成绩当然是一件非常重要的事，但养成珍惜“时间”的习惯会给人生带来更大的意义。准备考试的过程正是养成有效利用时间的习惯的绝好机会。

第三章

充分利用季节优势，让学习效率更上一层楼

季节不同，精力也不同

人的精力会受到季节的影响。有没有干劲儿和阳光是否充裕有很大关系。能晒到充足阳光的人活动欲望就更大，晒不到阳光时，人的活动欲望和动力都会降低。

大家或许都有这样的体验，一年当中，随季节的变化，心情会变得喜不自胜或消沉不已。

人为什么会有这种变化呢？以前很多人都认为心情和“气温”有关系。天气暖和了，人就想出去活动；天气变冷了，人就想待在家里。确实“气温”也会给人带来一些影响，但很多研究都表明，比起“气温”，“阳光”和心情的关系更密切。

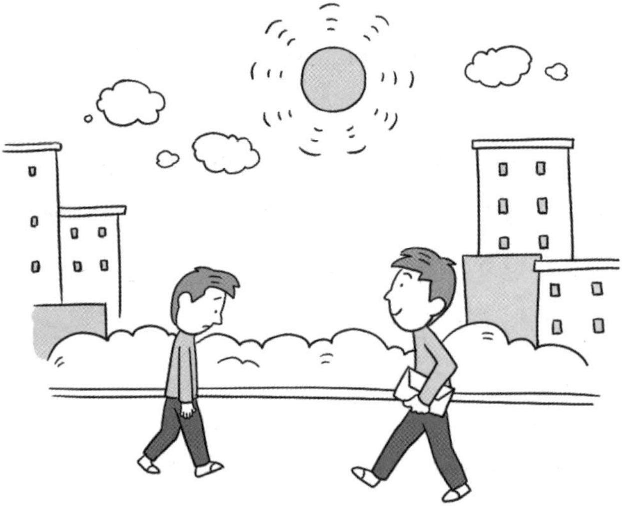

人接受充足的阳光照射时，活力四射，

阳光照射不足时，心情抑郁。

我是一名睡眠专科医生，经营着一家睡眠诊所，同时我也承担一部分精神科医生的工作。实际上我这20年一直在研究季节和忧郁症的关系。

季节和心情的关系确实非常的紧密，很久以前，全世界精神科领域的医师都发现了一个现象：某些忧郁症患者有一个很奇怪的倾向，他们在冬天才会有忧郁症的症状，到了夏天病就好了。这个现象一度成为热议的话题，有很多忧郁症患者每年冬天都会病情复发。

学者们继续研究为什么这些患者只在冬天罹患忧郁症，直到1984年，他们终于发现是“阳光”影响了这些患者。如果对这些只在冬天发病的患者在天快亮之前和日落之后持续照射2500勒克司的强光，用不了多久忧郁症就会被治愈。

美国的特尔曼教授从纽约市的电话黄页中任意选取了200人进行调查，发现有一半的人回答说到了冬天活动会减少。

人从出生以来就一直生活在自然界之中，身体也是顺应自然的。人接受充足的阳光照射时，活力会增强；相反，阳光不足的时候，活力就会变低，心情也会低落。

早上的阳光决定了一天的生活规律

人体生物钟的一天是“25 小时”。如果不重新设置成“24 小时”，生物钟和时间就会错开 1 个小时。把 25 小时调整成 24 小时的是早晨的阳光。早上起床后，充分沐浴阳光，生物钟就会被调整成 24 小时。

人体内是有生物钟的，但不可思议的是，人体生物钟的一天不是 24 小时，而是 25 小时。有人验证过几百人的生物钟，结果都是 25 小时。

但地球自转一周的时间是 24 小时。如果不调整人体生物钟，每天就会和地球时间错开 1 小时。

把人体生物钟调整为 24 小时的是早上的阳光。

早上，人沐浴了强烈的阳光之后，体内生物钟就被重新设置成24小时，人体也会按照24小时来活动。如果人不能沐浴阳光，就无法保持24小时的生物钟节奏。

例如，平时6点钟起床沐浴阳光的人，周六的时候一直睡到下午，下午醒来才晒到阳光，那人体生物钟就会按照25个小时来运转，比平时晚1个小时，身体会把7点作为一天的开始。假设这个人周日也睡到了下午才起床，人体生物钟又会继续推后1个小时，把8点作为一天的开始。这样日积月累，就会每天推后1个小时。

周六、日起得晚不会有太大的问题，但是周一早上6点就会起不来床了。假设周一还是想6点起床，但人体生物钟已经推后了2个小时，人就会感觉比平时早起了2个小时。虽然是早上6点钟起的床，但感觉像是4点钟起的床一样。

在这种状态下，身体就会无力，感觉很沉重。很多人可能会觉得：周六、日我明明睡得很好，可周一怎么还是觉得浑身无力呢，那是因为周六、日的上午人体没有晒到太阳，生物钟向后推迟了。

充分沐浴阳光，生物钟就会从 25 小时调整到 24 小时，所以要想调整好一天的活动规律，就必须沐浴太阳光。

从就寝到天快亮的这段时间最好把窗帘拉好，在完全黑暗的环境中睡觉。到起床的时间了，就把窗帘完全打开，让阳光一下子照进房间，这样身体就会对阳光做出反应，自动转换成起床的状态。

当天气多云或下雨时，阳光会很弱；在朝北和朝西的房间居住时，可以把房间里的灯都打开，让房间充满了光，利用人工照明装置也是一个方法。

在暑假结束之前都不用考虑控制情绪

一直到暑假结束之前，日照时间（日出到日落的时间）都很长。在这段时间里人可以充分沐浴到阳光，所以人的情绪一直都很高昂。在情绪高昂的这段时期内，可以制订好计划，充分利用时间，提高学习效率。

在上一节中说过，人的心情会受到日照时间的影响。众所周知，一年当中日照时间（日出到日落的时间）最长的一天就是夏至。从春分开始到夏至，日照时间会越来越长，人的情绪也会越来越高昂。夏至前后是人的活力最强的时期，人的情绪也最高。

夏至之后日照时间就会慢慢变短，人的情绪也会

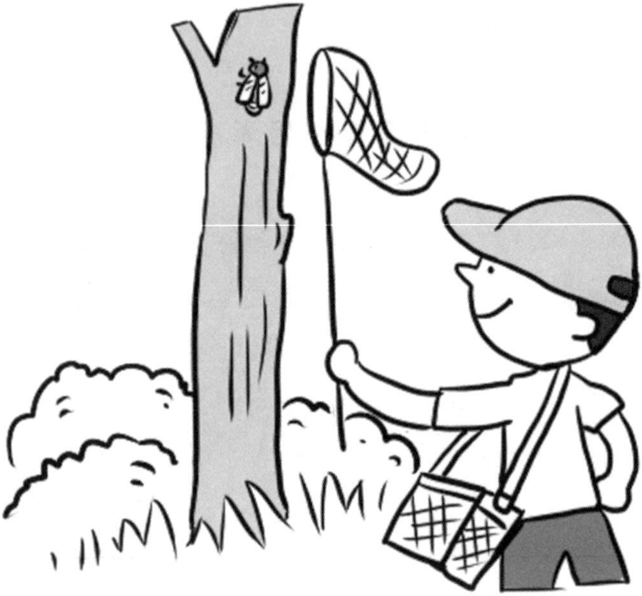

夏至前后是人的活力最强的时期，

人的情绪也最高。

跟着低落。但是，大家在进入夏天的时候并没有感觉到情绪低落是吧？那是因为有“暑假”。人们很会规划，在夏天会安排一个时间较长的暑假。小学生、初中生和高中生都会有长达40天的暑假。

过了夏至，从6月下旬进入7月的时候，大家天天都在盼望着暑假。孩子们都在考虑暑假去哪儿好，暑假干点儿什么，情绪不但不会低落，还能一直持续昂扬到8月中旬。

要准备考试的学生在这个时期心情也会比较好，有人会想着可以趁暑假把落下的功课补上，还有人打算暑假出去玩儿。

实际上日照时间的减少对人的影响是一个渐变的过程，所以人还没意识到，夏天就已经过去了。暑假结束后的9月初，学生们还是可以保持高昂的情绪。

可能有人会想：“我本来想暑假好好努力的，但还有很多事情没做。不过从现在开始才是关键时期，我要从9月开始加油!”暑假结束后，和学校的朋友们再见面，也会受到一些激励，所以在开学的第一周还是可以一直保持暑假时的高昂情绪。

考生的妈妈们也一样。妈妈们可能会觉得暑假让孩子玩儿得太多了，暑假结束了就应该让孩子好好学习，这时妈妈们可以多鼓励一下孩子。

也有些孩子在暑假期间已经很努力地学习，这些孩子到了9月份，会更加努力地学习。因为他们会想：“我在暑假期间那么努力地学习，计划中要做的事情也都完成了！”这样就更容易充满自信了。可以说这些孩子是带着翻越了一座高山的成就感和充实感进入9月的。

在暑假期间学习的孩子会觉得：“我比其他人更厉害，我绝对不会输给其他人。”他们在接下来的6个月里也能带着这样的心气一直努力学习。

在4月到9月养成“早间活动和利用早饭前时光”的习惯

每年4月到9月日出都很早，可以说是早起的绝好时期。在这段时间里养成早起的习惯，还有“早间活动和利用早饭前时光”的习惯，会对秋天之后的生活规律有非常积极的影响，所以要趁这段时间调整好身体的活动规律，为秋天之后的复习考试做准备。

从春分到夏至，也就是3月下旬到6月下旬之间，日出时间会一天比一天早。

东京的日出时间如图7所示，春分（3月21号）的日出时间是5点44分，4月1号是5点28分，夏至（6 月 21 号）是 4 点 25 分，秋分（9 月 23 号）是 5 点 29 分。

从 4 月到 9 月，一般 5 点半左右天就亮了。

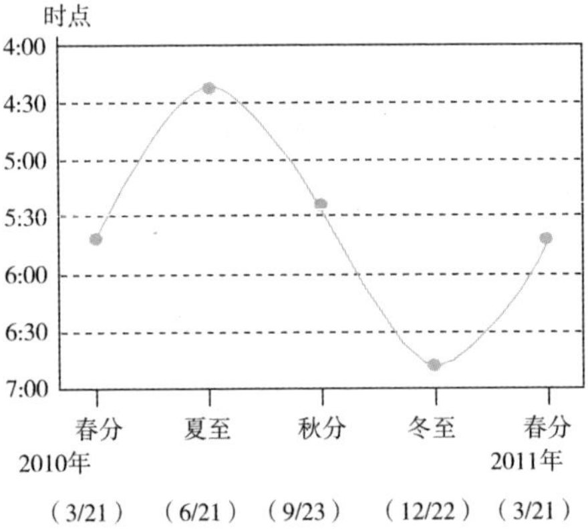

	春分（3/21）	夏至（6/21）	秋分（9/23）	冬至（12/22）
札幌	5:37	3:55	5:22	7:03
东京	5:44	4:25	5:29	6:47
那霸	6:33	5:37	6:18	7:13

图 7　日出时间

东京以西的地区的日出时间虽然比东京要晚一点儿，但一般 4 月 ~9 月早上 6 点之前太阳也已经出来了，所以 5 点半左右外面都亮了，有时从房间外面照射进来的阳光还会把人“叫醒”。

4 月 ~9 月是养成 5 点半起床的习惯的最佳时期。

在这段时期要先养成早起的习惯，调整好生活规律，这段时间的调整将提高秋季学习的效率。

人体生物钟很容易形成固定的模式，坚持早睡早起，生物钟就会随之调整成这种状态，变成习惯，固定下来。习惯一旦养成，等到了秋天，日出时间较晚的时候，人还是可以坚持早起。

秋天以后，早上太阳虽然还没出来，但人体生物钟已经发出了信号，在 5 点半的时候就能起床了。早上 5 点半起床的话，能保证早上有 1 ~ 1.5 小时的学习时间，这对 9 月以后的考试学习非常有利。

从小学开始就培养孩子早起的习惯和早饭前活动的习惯，以后升入初中，上了高中，都会受益。当然，从中考或者高考的时候开始培养早间活动的习惯也不算晚。将来成为上班族之后，早饭前活动被早间活动所取代，会发挥很大的作用。

利用考试的机会养成早间活动或早饭前活动的习惯，人生应该会有很大改变。在暑假结束之前、日出时间较早的时期，更容易养成早间活动或早饭前活动的习惯。

从秋天开始要有意识地沐浴阳光

秋天日照时间会逐渐减少，尤其在秋分左右，日照时间减少的速度很快。由于阳光的照射量发生了非常大的变化，所以人会觉得心情低落，意志消沉。为了避免情绪的低落，在这个时期要有意识地沐浴早晨的阳光。

暑假结束后一周，快乐的心情渐渐消退，人也慢慢地被拉回到现实。暑假里坚持学习的孩子能够继续保持学习的劲头，可暑假玩儿得开心的孩子心情就会慢慢开始消沉了。

这些孩子很容易就会觉得：这门课、那门课还都没学完呢；再这么下去肯定追不上了，甚至有时情绪起伏会很大。

还有孩子才 9 月、10 月就觉得自己已经无法通过来年的考试了，一直到考试当天都是这种消极的心情。想要赢得考试，一个要点就是如何控制暑假结束以后的情绪，就算不是考生，一般人从 9 月开始都容易情绪低落，这一点大家也要心里有数。9 月开始容易情绪低落是受到日照时间变化的影响。

请大家看图 8，从 9 月秋分的时候开始，每天的日照时间都在减少，随着日照时间的大幅度变化，人的心情也会渐渐低落。

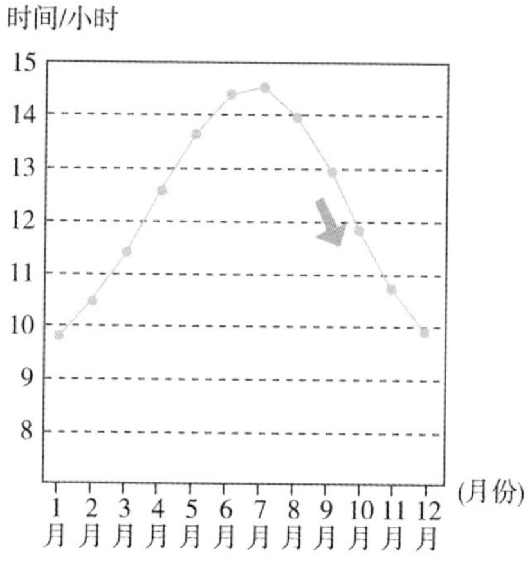

图 8　日照时间的变化

夏天的酷暑终于结束，刚刚凉爽起来的秋天本来是最适合学习的季节，可是在这段时间能调整的情绪、鼓足精神的人还真不多。10 月之后到圣诞节和春节期间，暂时不会有什么重要的活动。可能有人会期待着运动会和学校的艺术节，但要准备考试的考生，到了秋天就不能心浮气躁了。

日照时间变短了，也没有能提高情绪的大型活动，而且接近考试还有点儿焦虑，在这种状况下控制情绪是很困难的。但是，不好好控制情绪就没办法提高学习效率，总是情绪消沉就没办法投入学习。

我给考生们提个建议，就是在情绪变低落之前找一些支撑情绪的方法，尽量不要让变化发生。因为比起把低落的情绪重新提高，还是想办法不让情绪低落下去更简单，用一些方法不让情绪低落下去，应该不太难。

不让情绪低落下去的具体对策有：

· 把日照时间减少的部分补充上，早上充分沐浴阳光。

· 严格控制好睡眠的规律。

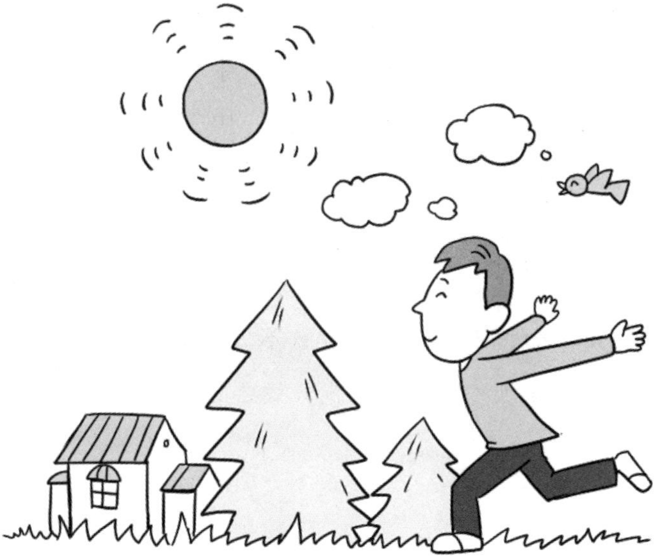

控制好睡眠规律，

保持良好的情绪，为考前冲刺做好准备。

只要有意识地做这两件事，就可以防止情绪低落（当然还是会低落一些的，但那是自然现象，不用太担心），把学习的劲头持续保持到秋天之后。

我在自己的睡眠诊所治疗过很多考生，他们很多人都有一个特点，就是 11 月和 12 月会觉得压力很大，心情焦虑，学习也不知从何入手。

我一般都会建议考生们："在 10 月中旬之前要尽量多学些新东西，11 月以后就可以复习学过的东西，确保会的题都会做就行了，之后 1 月份再学新东西。"

因为人从 1 月份开始大脑活动自然会变得活跃起来，难题也很容易解开，大脑不太活跃的 11 月和 12 月不要去解那些难解的问题，只要好好复习、不焦虑就可以了。

冲刺阶段也要保持睡眠规律

1 月以后人的情绪自然就会高涨起来，大家要趁着这段情绪高涨的时期做最后阶段的冲刺。要想在考试前一天还能睡好觉，就要从考试前 1 个月开始把就寝时间规定在一定的范围内，也就是要固定睡觉的时间。维持一定的睡眠规律是不让成绩下降的秘诀之一。

到了 1 月份，不用做什么特殊的事情，情绪也会高涨。正月里人会气象一新，高考生会在 1 月参加模拟考试。中考会在 2 月 1 日举行，所以中考生也会为了 2 月的考试而情绪高涨。而且过了 12 月的冬至，日照时间开始变长，人可以沐浴更多的阳光。树叶还没有开始生长，不会遮挡太多阳光，日照时间变长之后，人就可以享受更多的阳光。沐浴到更多的阳光，人的心情就会变好。大家要趁着这个情绪高涨的阶段做最后的冲刺。

最后一个月要非常注意不要让睡眠规律紊乱，考生可能想削减睡眠时间用于学习，可如果削减了太多的睡眠时间，反而会影响学习。如果一定要削减睡眠，那就不要削减晚间的睡眠，可以削减早上的睡眠。固定就寝时间，清晨早起1~2小时来学习。

不久就要到考试的前一天了，考试的前一天，考生一般都很难睡着，心里可能会担心或者后悔：我能不能考上啊？要是考不上怎么办啊？我要是再努力一点的话……但也没必要强求睡得着。

人在特殊时期有一两天不睡觉也没事，在考试这种异常兴奋的状态下，睡眠时间不足也不会对身体产生太大的影响，大脑也会照常运转，所以大家不要太介意自己睡不睡得着，只要想着考试的事儿就行。当然，想要在考试前一天睡好觉也是有办法的，那就是在平时就寝的时间睡觉。

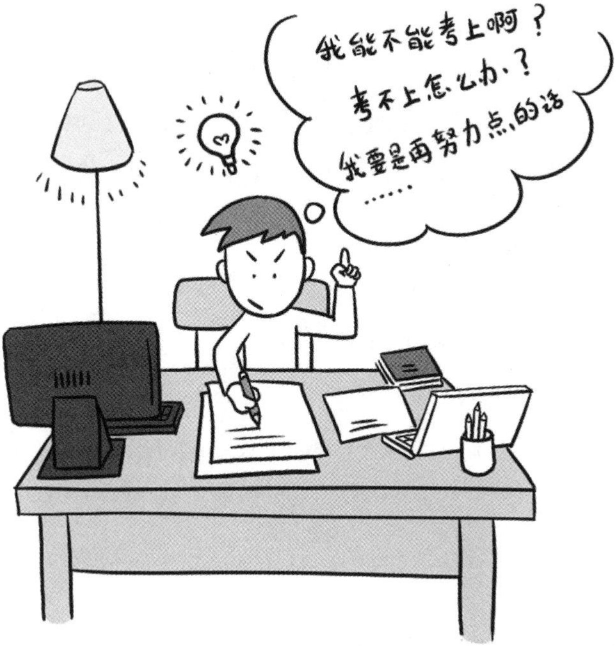

即使人在考试前异常兴奋无法入睡，也不必担心，不必太介意自己睡不睡得着，只要想着考试的事儿就行。

人体是有一定的活动规律的，身体会配合这个规律。如果改变了生活规律，身体就会不知如何应对，规律就被破坏了。

就算在考试的前一天也不要想早睡 2 小时再早起 2 小时，只要和之前在同一时间睡觉就可以。在同样的时间吃晚饭，在同样的时间洗澡，在同样的时间换上睡衣，刷牙睡觉。不要改变每天活动的顺序，在同样的时间做同样的事，最后钻进被窝。就像要遵守礼节一样，在考试前一天也要重复做同样的事。

这样能保持心情的平静，就容易睡着。保持和平时一样的习惯，一般都能睡得很好。睡好觉就能心情平静地去参加当天的考试，这是减轻考试压力的一个方法。

第四章

为你量身打造的最强“睡眠·学习计划”

☆ 中小学生篇 ☆

以前面叙述过的内容为基础，我制订了可以使学习效率达到最高的“最强学习计划”。

要参加小升初的小学生，正处于身体发育的重要时期，所以我建议小学生从补习班回来之后，晚上最好不要学到太晚。比起晚上学到很晚，还是应该让孩子有效地利用在补习班的时间好好学习。

从补习班回来之后，让还没吃饭的孩子把饭吃了，稍稍休息一会儿，就让孩子先去洗澡，在晚上 11 点左右就让孩子上床睡觉，让孩子早睡早起，可以提高学习效率。

我觉得孩子的早饭前学习活动可以和爸爸的早间活动安排在一起，这样孩子应该会很开心。

对小学生来说，平时每天睡 6 小时是很不够的。所以周六要增加 1 个睡眠周期（1.5 小时）的睡眠，周日要增加 2 个睡眠周期（3 小时）的睡眠，还要增加午睡和小睡。

要参加中考的初中生可以比小学生睡得晚一点。孩子从补习班回来之后到睡觉之前，让孩子好好地复习。把当天学的东西复习好，才能把知识记牢。

第二天早上要让孩子早点起床，把前一天学的东西再复习一遍。这样，把在学校和补习班学到的东西晚上复习一遍，第二天早上再复习一遍，基本上就不会忘了。而且还可以在第二天早上试着做一做前一天晚上没做出来的习题，很有可能就解开了。

暑假距离小升初考试还有很长的时间，所以没有必要让孩子每天只睡 6 小时。暑假期间可以每天增加 1 个睡眠周期，让孩子睡 7.5 小时，等秋天开始进入真正的备考阶段时，再让孩子恢复每天 6 小时的睡眠就可以了。

初中生在暑期每天睡 6 小时左右也没问题，孩子觉得累的时候可以睡 7.5 小时。最重要的是，在暑期千万不要让孩子熬夜，破坏睡眠规律。暑假期间破坏了睡眠规律，到秋天想调整回正常的生活规律就很难了。

秋天以后可以参考下文之中的 6 小时睡眠计划，在保证高质量的睡眠的同时高质量地学习。

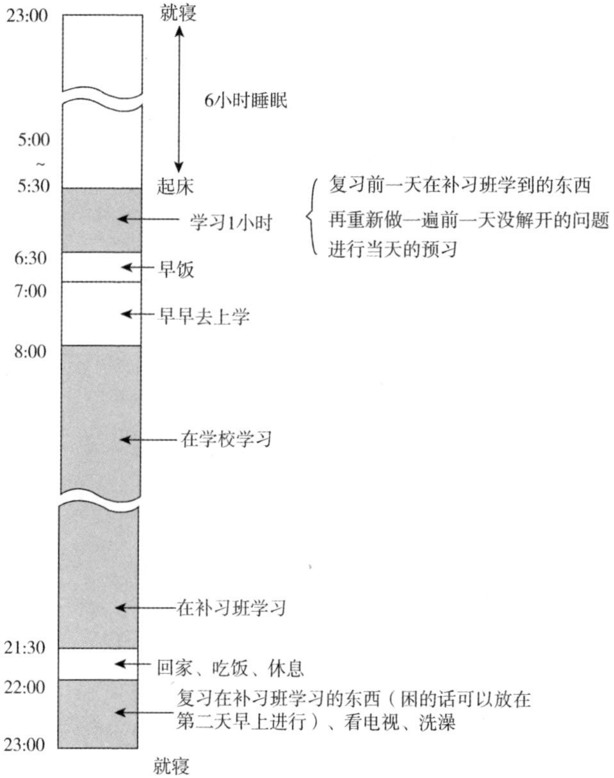

中小学生周中作息时间表

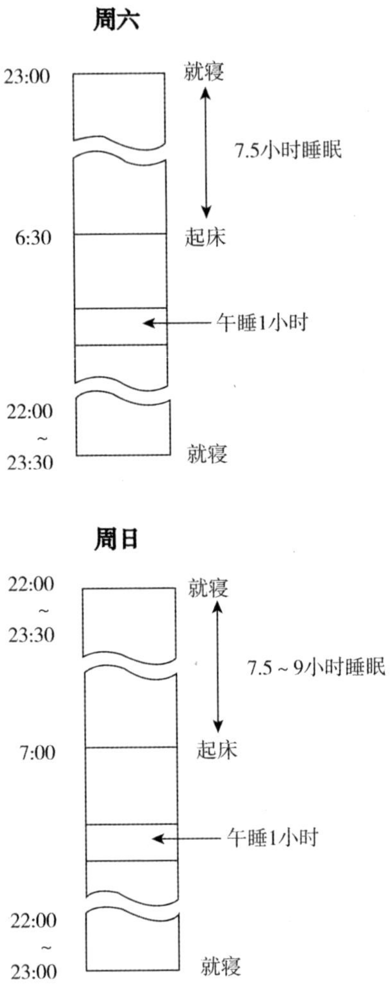

中小学生周末作息时间表

☆ 高中生、补习班生篇 ☆

高中生、补习班生一定要坚持早饭前的活动，能否有效利用早上的时间是决定考试成败与否的关键。

我建议高中生、补习班生早上 5 点半起来学习，一定要有效地利用 5 点半到 6 点半的这段时间。这么早起来可能会有些困，但一般大脑早上会比晚上清醒，所以还是建议大家不要熬夜学习，还是早上起来学习效果更好。

早上学习要以复习前一天学到的东西为主。在前文中我介绍过，大脑会在晚上整理信息，早上起来复习一遍前一天学习的内容，更容易强化记忆。尤其是背东西，晚上背一遍，第二天早上再复习一遍，成绩肯定能提高。而且还可以在早上试着做一做前一天晚上没做出来的习题，用清醒的头脑再思考一次，可能之前没想到的解法就闪现了。

我还建议大家在早上预习，通过预习，在学校和补习班的学习效率都会有所提高。

趁早晨学习一会儿之后，吃早饭的时候，去上学的路上，大脑都还在进行学习活动。孩子可以在吃早饭或者走路的时候回忆早上背的东西，也可以思考问题，这样早饭时间和上学时间就都变成学习时间了。

早上完全不学习的孩子和学一会儿的孩子，他们的早饭时间和上学时间的活用程度有很大的差别。大家可能觉得差别不会太大，但实际上日积月累起来，到考试的时候就会显示出很大的差别了。

当然，在上学的路上一边思考问题一边走路很危险，大家一定要注意不要出交通事故。

清晨早起容易犯困的人，可以试一下淋浴，冲个澡能提神，不过建议大家淋浴时水不要太热，也不要泡澡，因为体温上升会导致上午发困。

不过，早上起床、洗脸、刷牙、冲澡，会消耗 30 分钟到 1 小时。要淋浴的话就要比 5 点半更早一点起床，早起的这部分睡眠要用早睡来补充。

我再重复一次，平时 4.5 小时的睡眠是最低限度的睡眠。周六、日可以增加 1.5 ~ 3 小时的睡眠时间，还觉得困的话就可以通过小睡和午睡来补充睡眠。

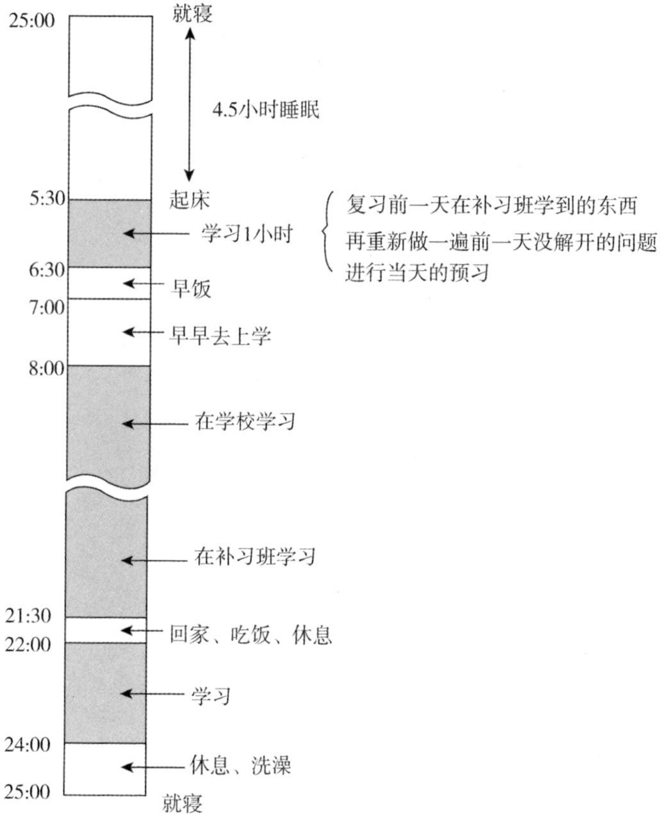

高中生、补习班生周中作息时间表

周六

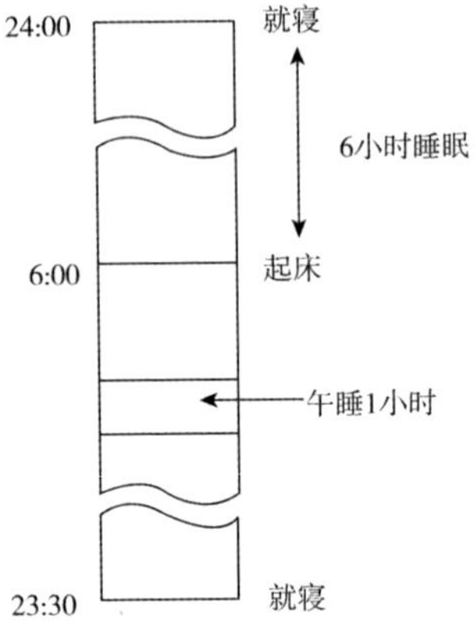

周日

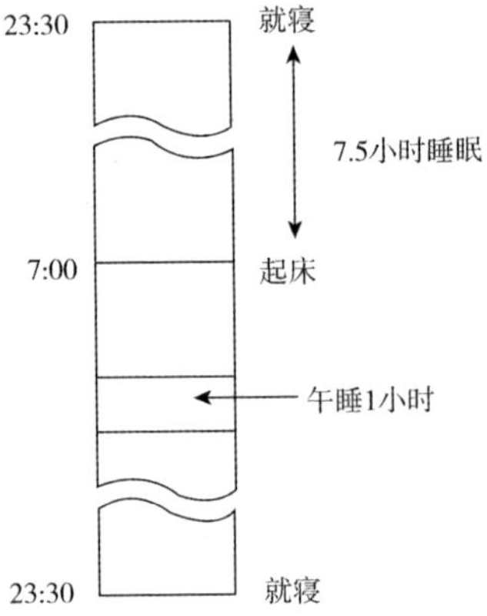

高中生、补习班生周末作息时间表

☆ 上班族篇 ☆

上班族要把工作放在第一位，所以工作日不要太勉强自己挤时间学习。上班族也要以“早间活动”为基础。

下班后回到家继续学习，会消耗很大的体力。遇到加班，想学习都没有时间，就算已经做好了下班后的学习计划，也很有可能会被工作上的事情打乱，所以还是要好好地利用早上这段有保证的时间。

考虑到上班时间，工作日的早上可以5点半起床，把上班前的时间用来学习，睡醒后大脑清醒，趁着这段时间学习效果最好。你可以在家学习，也可以换个环境到公司附近的咖啡馆学习，一定要好好利用早上的1~2小时的时间。

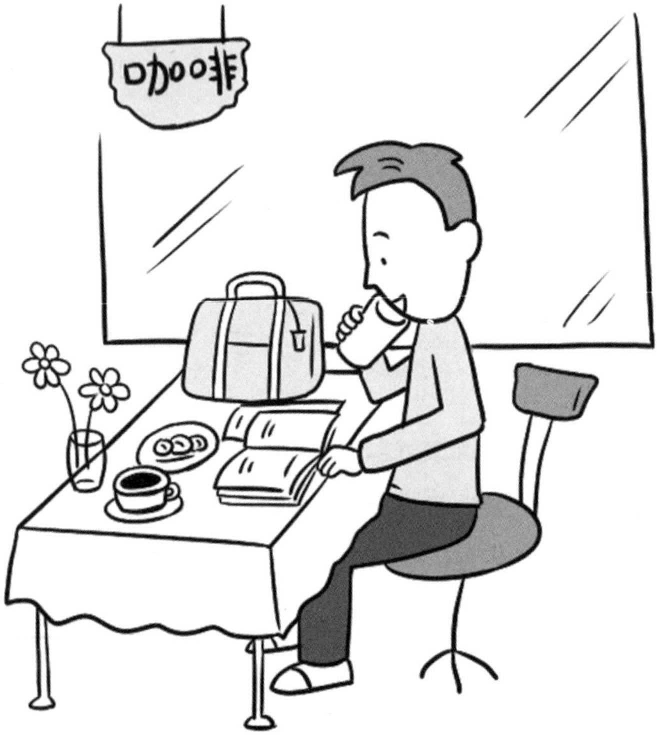

上班族要好好利用早上的时光，

保证自己的学习计划能顺利完成。

同时，晚上的学习时间不要拖得太长了，最晚也要在凌晨1点前睡觉。

上班族更要充分利用自由的周末时间。周末要把工作日的睡眠时间补回来，可以多睡一个周期（1.5小时）或者两个周期（3小时），剩下的时间用来学习。

只是起床时间如果太晚会打乱体内的生物钟，周一上班的时候就很痛苦了。假设周末你打算多睡3个小时，也要在8点半起床，沐浴阳光。

希望大家首先要好好考虑工作和学习的效果。长时间的学习会让人疲惫，效率也跟着下降，效果就不会太好，最好能在短时间内集中精神学习，这样可以提高学习的效率。

另外，还要确保一定时间的睡眠，工作日每天最少要睡4.5小时。卧室的环境和寝具也要有助于睡眠，在4.5小时内一定要深度睡眠。最理想的睡眠是躺下后一秒钟就能睡着，直到闹钟响的前一秒醒来。只要能在这4.5小时内熟睡，健康和效率都能有一定程度的保障。

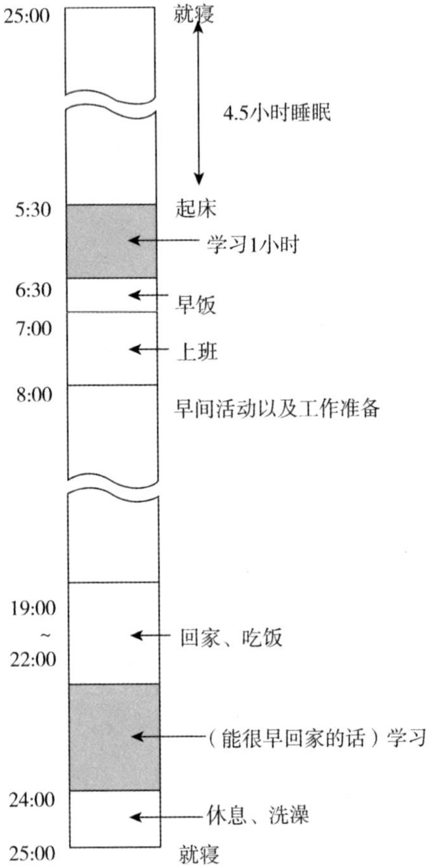

上班族周中作息时间安排表

周六

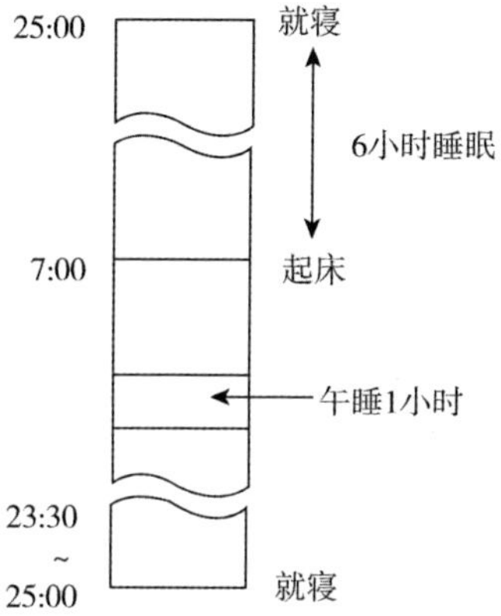

周日

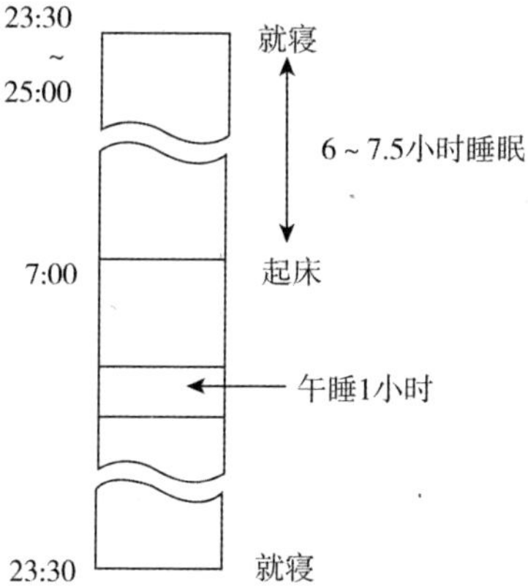

上班族周末休息时间安排表

对上班族来说，在不打破生活节奏、保持身体状况的前提下继续学习才是最重要的。健康受损进而影响了工作就不好办了。如果 4.5 小时的睡眠时间不适合你，你根据自己的情况调节即可，一定要用适合自己的方式在保证健康的前提下争取考试通过。

第五章

赢得好成绩的快速睡眠法

早上让你自然醒的人工照明装置

早上起不来床的人如果看到了早上的阳光，体内生物钟就会得到调节，也更容易起床。能看到太阳光是最好的，如果遇到多云的天气或者日出较晚的冬天，阳光的量不足，就很难起床。这时可以把窗帘完全打开，

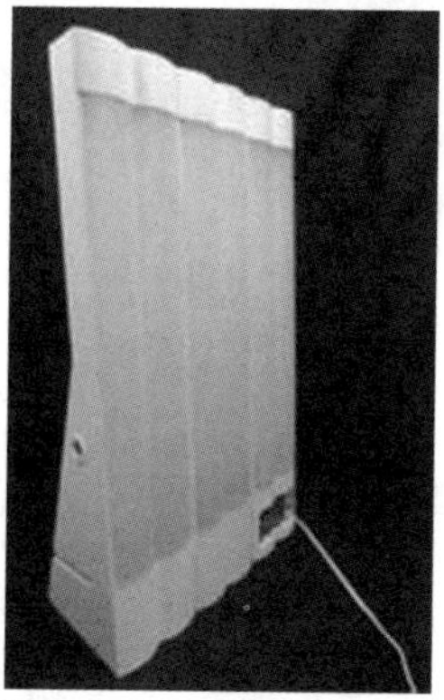

图 9 人工照明装置

"Bright Light ME"

让阳光充满整个房间，再把房间里的灯全都打开。如果这样也还是起不来床，就可以使用人工照明装置，增加光照的量。实验已经证明，用人工照明装置给航天飞机上的宇航员补充光照也非常有效果，宇宙里和地球上的日照状态是不一样的。

能够调节光照状态的人工照明装置是保持人体生物钟的规律不被破坏的办法之一。

人工照明装置两千元左右就能买到。大家可能觉得有点贵，但有了充足的光照可以神清气爽地醒来，创造早晨宝贵的学习时间，也算值得吧，也可以把它当成为取得考试成功所进行的投资。

可以起床后在点着灯的房间里打开人工照明装置，放在桌子前面，一边学习一边照射。在照明的过程中身体的规律就会得到调整，开始为当天的活动做准备。

从秋天开始日照时间就会逐渐变短，这段时间正是人工照明装置发挥作用的时候。不过再怎么说人工照明装置也只是辅助手段，最重要的还是要沐浴阳光。

选择能让人熟睡的、除湿性能高的床垫

发困时会伴随着体温的下降，用一些辅助措施让体温下降，人能更容易入睡。

帮助体温下降，就要注意控制湿度。睡觉时如果湿度很高，手脚出的汗就无法蒸发，体温也就无法下

降了。用除湿性能高的床垫可以改善睡眠状况，床垫能吸收汗液，让手脚周围的湿度降低，汗液就更容易蒸发。

佩戴可以在浅睡眠时叫醒你的手表

早上总也起不来床的人，可以佩戴能够提示浅睡眠的手表，把手表上的闹钟设置在人最容易醒来的时间。

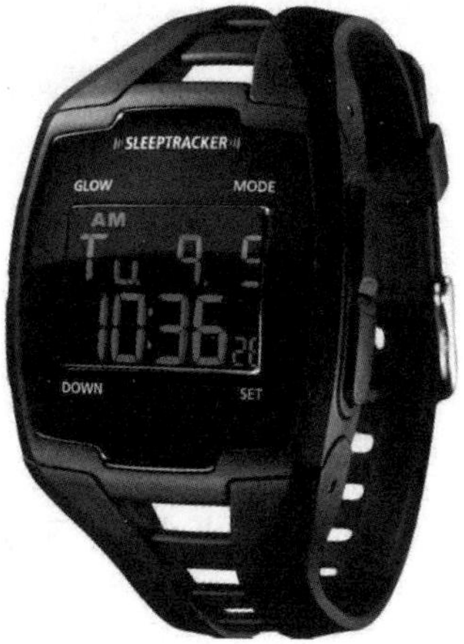

图 10　可在人处于浅睡眠时叫醒人的手表“Sleeptracker”

将这种手表戴在手腕上，人在睡眠快要结束，进入浅睡眠的时候闹钟就会响起。比如你想 5 点半起床，那就可以把闹钟设置在 5 点 15 分到 5 点半之间，设置之后闹钟就会在 5 点半前后、人的睡眠处于最浅状态的时候响起。

在前面的章节里我说过，人在深度睡眠的过程中不太容易醒来，而在浅睡眠过程中就比较容易醒来。这种手表上的传感器能感应到浅睡眠，因此可以在浅睡眠中用闹钟把人叫醒。

实验数据证明，闹铃在人接近醒来的状态响起的概率是70%，在浅睡眠，即快速眼动睡眠的状态响起的概率是10%。所以最理想的就是自己养成起床的规律。在培养规律的最初阶段可以用一用这种可以提示浅睡眠的手表。

为“快速睡眠”“早间活动和早饭前时光”带来能量的氨基酸

除了特殊情况，孩子一般睡眠都很好，随着年龄增长，人越来越不容易睡着。这时能起到作用的是改善睡眠的氨基酸——甘氨酸。甘氨酸是产生人体内胶原蛋白的氨基酸，人在体温迅速降低的时候会发困。据说晚饭后到睡觉之前这段时间饮用甘氨酸再睡觉的话，睡觉的过程中体温会迅速下降，睡眠会得到改善，人的睡眠得到满足后，第二天早上醒来就会神清气爽，白天的困意也会减少。我推荐睡眠质量不好和觉得自己没有深度睡眠的人饮用甘氨酸。

甘氨酸和医生开的处方安眠药、药店里卖的睡眠改善药物的成分完全不同，服用的危险性比较低，所以我推荐睡不着的人先吃甘氨酸试试。

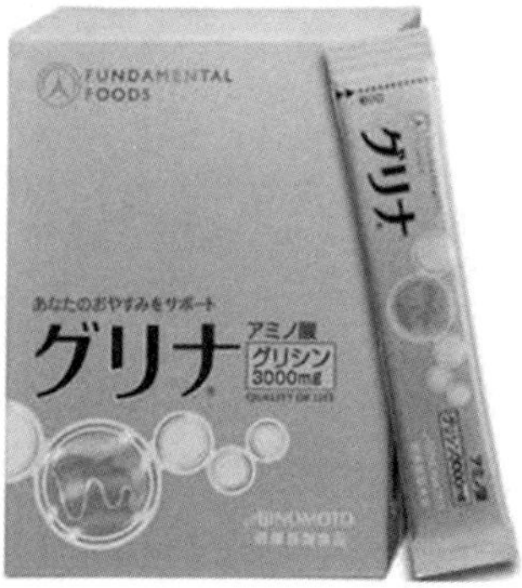

图 11 甘氨酸“Gurina”

另外，改善睡眠的药物的成分和感冒药的成分基本上一样，长期服用不仅改善睡眠的效果会越来越不明显，治疗咳嗽和流鼻涕的效果也会减弱，所以大家要注意。甘氨酸在产生“早间活动和早饭前活动”所必须的能量方面发挥着重要的作用。胰岛素是把血液中的葡萄糖转化回人体内、降低血糖浓度的荷尔蒙。相反，从人体内储存的胶原蛋白中提取葡萄糖的荷尔蒙是胰高血糖素。想拥有“早间活动和早饭前活动”期间学习需要的能量——葡萄糖，早上起床可以马上饮用甘氨酸，产生胰高血糖素，提高葡萄糖浓度，开始学习。胰高血糖素的效果会在吃过早饭之后消失，所以要在早饭之前喝。

有人用味之素公司销售的甘氨酸“Gurina”做过实验，其睡眠改善的效果确实不错，“Gurina”中含有能够促进胰高血糖素分泌的甘氨酸。

后　记

小时候我得过好几种病，轻度肺结核、扁桃体肿胀，还有睡眠呼吸暂停综合征。这些都不是小病，在我上小学一年级的时候，晚上睡觉打呼噜，隔壁的隔壁都听得到，睡眠呼吸暂停综合征导致我的睡眠状态也相当的差。

正因为我自己小时候健康状况和睡眠状态都非常差，所以我非常关心小孩子们的“健康状况”和“睡眠状态”。

肩负着日本未来的中小学生要拼命地学习，挑战自己的潜能，这些都非常重要，但学习一定要以健康为前提。学习好，但是身体搞坏了，那学到的东西很可能没有机会发挥。本来身心健康就是一切的基础，如果无法保证，大脑也就不能很好地运转，成绩自然上不去。

我自己就是这样，从上幼儿园开始身体就一直不好，由于患有睡眠呼吸暂停综合征，睡眠状态也很差，根本没办法学习，以致成绩也相当差。虽然上了公立小学，但成绩通知单上也总是五级评价里倒数的一、二级。

我的扁桃体肿得很大，所以我的鼻子也不通气，有时还会发炎，所以鼻子总是大大地垂着。本来应该早些做手术的，但以当时的医疗水平，医院都认为扁桃体最好长大一些再切除，所以直到小学2年级才做扁桃体手术。做完手术之后，鼻子也通气了，化脓的症状也消失了，当时我觉得全世界都为我敞开了。

由于小时候成绩一直落后，想赶上也不是马上就能做到的，我记得自己身体好了之后，变得很积极。到了小学的高年级，我终于能正视现实了。我发现其实自己脑袋并不聪明，要想弄明白一道题必须要做三遍。于是每个习题集我都会做三遍，第一遍好不容易才能把问题解开，第二遍就能以普通的速度解开了，到了第三遍在看到问题的一瞬间我就能想到答案了。

之后我参加了小升初考试，进入了初中，开始了早起的生活。我在上学路上要花很长的时间，在乘电车的时候我会尽量找到座位，坐在车上背单词。早上的学习效率非常高，之后我的成绩就慢慢上去了。

有过这样的经验之后，我深切地感觉到比起学习，还是一切的基础——身体健康最重要。

我自己在生病的时候根本没想过学习的事情。健康状况有了一定程度的好转之后我才对各种事物和学习有了兴趣，成绩也随之提高了。

对孩子来说，身体的健康比什么都重要，身体不舒服，根本没有学习的心情，大脑也不运转。

学习和考试只靠运气和意志力是不够的，没有好的身体作为保证，精神和运气也不会好。中小学正是孩子长身体的时候，尤其要注意，等身体发育好了之后再抓学习也来得及。

我参加过 2009 年 3 月播放的纪录片《梦之门》

(TBS系列)的录制，在该纪录片中我以“从早上开始元气满满的日本”为目标，介绍了睡眠医疗、改善睡眠的卧室布局方法、创造好睡眠的城市环境等。其中最重要的就是要让孩子健康、快乐、精神饱满地学习、挑战自我，孩子们的力量是振兴整个日本的力量。

孩子健康，大人也健康，从早上开始整个日本就都元气满满。作为睡眠专家，如果我能为这样的社会贡献一份自己的力量，将是无限荣幸的。

图书在版编目(CIP)数据

日本妈妈的科学睡眠法/(日)远藤拓郎著;张宁译.
北京:中国经济出版社,2016.1
(好妈妈跟我学·全球教子智慧系列)
ISBN 978-7-5136-2223-3
Ⅰ.①日… Ⅱ.①远… ②张 Ⅲ.①睡眠—普及读物 Ⅳ.①R338.63-49
中国版本图书馆CIP数据核字(2014)第293628号

策划编辑 崔姜薇
责任编辑 张 博
责任审读 贺 静
责任印制 马小宾
封面设计 任燕飞装帧设计工作室
插画设计 赵月焱

出版发行 中国经济出版社
印 刷 者 北京科信印刷有限公司
经 销 者 各地新华书店
开 本 787mm×1092mm 1/32
印 张 5.25
字 数 90千字
版 次 2016年1月第1版
印 次 2016年5月第2次
定 价 36.00元
广告经营许可证 京西工商广字第8179号

中国经济出版社 **网址** www.economyph.com **社址** 北京市西城区百万庄北街3号 **邮编** 100037
本版图书如存在印装质量问题,请与本社发行中心联系调换(联系电话:010-68330607)